积水潭放射读片
——骨肿瘤之髋膝关节篇

主编　程晓光　苏永彬

中国协和医科大学出版社

图书在版编目（CIP）数据

积水潭放射读片. 骨肿瘤之髋膝关节篇 / 程晓光，苏永彬主编. —北京：中国协和医科大学出版社，2018.6

ISBN 978-7-5679-1034-8

Ⅰ.①积…　Ⅱ.①程…②苏…　Ⅲ.①骨肿瘤-影象诊断②膝关节-骨肿瘤-影象诊断　Ⅳ.①R738.1

中国版本图书馆 CIP 数据核字（2018）第 055285 号

积水潭放射读片——骨肿瘤之髋膝关节篇

主　　编：程晓光　苏永彬
责任编辑：雷　南

出版发行：**中国协和医科大学出版社**
　　　　　（北京东单三条九号　邮编100730　电话65260431）
网　　址：www.pumcp.com
经　　销：新华书店总店北京发行所
印　　刷：中煤（北京）印务有限公司

开　　本：889×1194　1/16 开
印　　张：13.5
字　　数：180 千字
版　　次：2018 年 6 月第 1 版
印　　次：2018 年 6 月第 1 次印刷
定　　价：98.00 元

ISBN 978-7-5679-1034-8

编　者

北京积水潭医院放射科：

程晓光、顾翔、张晶、苏永彬、杨若培、刘艳东、王晨、胥晓明、过哲、蒋雯、马毅民、陈祥述、李凯、蔡韦、娄路馨、李新民、徐黎、詹惠丽、李新彤、闫东

北京积水潭医院骨肿瘤科：

王涛

北京积水潭医院病理科：

丁宜

其他单位：

杨　君	北京市大兴区医院
赵　峰	浙江省绍兴市人民医院
张卜天	吉林大学中日联谊医院
管　松	安徽医科大学第二附属医院
陈其春	安徽医科大学第二附属医院
谢光友	贵州省人民医院
曾燕妮	广东省广州市花都区人民医院
王胜阳	江苏省徐州仁慈医院
陶佳男	北京市怀柔区医院
姚文君	安徽医科大学第二附属医院
陈　佳	贵州省骨科医院
顾康琛	安徽医科大学第二附属医院
郝泽普	河北省沧州市第二医院
夏述莲	湖北省武汉市第五医院
周小森	河北省遵化市人民医院
刘　宁	河北省唐县白求恩纪念医院
王昕光	河北省邢台市第三医院
罗小兰	四川省德阳市人民医院
宋　文	河北省任丘市康济医院
李怡璇	河北省张家口市怀来县医院
张泳华	辽宁省大连市中心医院
张　燕	内蒙古自治区鄂尔多斯市中心医院

序

　　北京积水潭医院对于各类骨科疾病的诊断与治疗有着非常悠久的历史和传承，其中骨肿瘤因为发病率低，对其进行诊断是比较困难的事。20世纪70年代，我国骨肿瘤之父宋献文教授在回忆我国骨肿瘤专业组成立的经过时曾经指出"经过多年的临床工作，治疗数百例骨科病人，发现骨肿瘤的复杂性……，诊断方面需临床，放射线等检查，结合病理以三结合方式进行分析……"。骨肿瘤与其他先天性畸形、退行性骨病等都属于骨科类疾病，在影像诊断中有很多共同点；骨肿瘤与代谢性骨病之间，及不同骨肿瘤亚型之间，都有很多相似性，因此骨肿瘤的诊断难度很大，另外，WHO对于骨肿瘤的分类的方法，从组织来源学向组织生成学的转变，以及骨肿瘤影像组学的出现，也都体现了骨肿瘤诊断的复杂性。骨肿瘤诊断本身的复杂和疑难特点是其诊断强调临床、影像和病理三结合的重要原因。

　　需要特别强调的是，对于三结合诊断，尽管有人认为病理诊断是"金标准"，但对于某些骨肿瘤，影像学诊断往往更可靠，因此我们一般认为：影像学诊断是骨肿瘤最终诊断的基础。

　　骨肿瘤是一门理论与实践高度结合的学科，只有不断的实践，理论知识才能真正融汇贯通。北京积水潭医院的很多著名专家都是非常重视实践的，例如宋献文教授和放射科王云钊教授在上世纪80年代就对组织构成和影像学特点的对应关系做了很多很细致的研究。

　　另外，回忆王云钊教授在给医生读片讲课时，面对只有6平方米的小办公室，大部分医生只能在办公室外"听课"，但读片的传统和对实践知识的渴求一直感动并激励着我们每一个人。可喜的是，北京积水潭医院放射科传承了读片的方法，几十年如一日保持晨读的习惯，不断实践，这才有了这本书。

　　这本书采用优质清晰的影像学图片为载体，甚至包括一些视频，传递骨肿瘤诊断的思路。我相信，这本书对于读者至少有两个重要参考价值，其一，如同字典一般，展现某一种骨肿瘤的典型影像学表现，可供需要时随时翻阅；其二，提供给读者骨肿瘤影像诊断的分析过程，这种实战，可以不停的训练自己、验证自己、提高自己，最终帮助读者成为"骨肿瘤影像诊断大师"。

　　总之，这本书是集体智慧的结晶，内容丰富，资料详实，科学实用，可作为一本很有价值的参考书，提供给骨肿瘤诊治相关医生及学生，对于提高我国医师的骨肿瘤放射读片水平起到很大的促进重要。

　　我很愿意为此书作序，希望该书的出版能为我国骨肿瘤放射科学的发展起到推动作用。

中国抗癌协会（CACA）肉瘤专业委员会 主任委员
中国临床肿瘤学会（CSCO）肉瘤专家委员会 主任委员
北京积水潭医院骨肿瘤科 主任

牛晓辉

2018 年 6 月 20 日

前　言

　　骨肿瘤与肿瘤样病变种类繁杂，但是发生率很低、特征较少，因此诊断困难，常常需要临床、影像与病理三结合分析才能得到正确的诊断与治疗。

　　北京积水潭医院是全国首家成立骨肿瘤科的医院，在全国享有盛誉。我院放射科由国内著名肌骨影像专家王云钊教授建立，经几代人共同努力，在骨肿瘤临床、病理合作中，通过大量病例分析，积累了丰富的诊断经验。我科常年接收各医院的进修医师参观学习，通过交流，发现虽然国内外关于骨肿瘤诊断的著作已然不少，但仍然需要一套以病例分析为主的书籍，通过实战导之以正确的思路。

　　基于此，笔者数年前即开始筹划这方面工作，分部位选取病例，将X线、CT、MRI等多种影像技术相结合，在病例分析中展示北京积水潭医院放射科的诊断思路、指出重要征象的价值，例如在骨巨细胞瘤诊断中，我们强调测量病变的增强后CT值。在轻盈医学、中国协和出版社各位老师帮助下，经数届研究生、进修医师的参与整理，此套书的第一本（髋、膝关节部分）方能面世。

　　本书最大特色是尽量保留了病例分析的实战特点。参与读片者包括初中级医师及高年资主任医师，在均不知病理结果的情况下进行影像分析、做出诊断。本科室住院医师、主治医师与进修医师的影像分析构成了本书中的"初级分析"，由笔者、顾翔主任医师等进行了"专家点评"，均为真实记录的总结。记录中保留了初级医师发生的思路错误，这些错误具有一定共性，在点评中，专家均予以了纠正，供各位读者"有则改之、无则加勉"；同时记录中也保留了专家发生的分析错误，意在体现骨肿瘤与肿瘤样病变影像诊断的困难性，也表明在诊断中"弟子不必不如师"，鼓励各位在今后踊跃发言、各抒己见。

　　现在是新媒体时代，本书尝试每个病例后均附有二维码，链接着相应病例分析的实况录像，使读者能切实体会读片的体验，能够直接看到图像和老师的讲解。因为书籍篇幅受限，所以只能选取印刷病例的部分典型图像，而视频内录有病例的容积数据。同时在病例分析时，阅片者所提及的征象均在录像中以鼠标指示，特别便于初学者学习、掌握。

　　此系列书，历经数年，方开始陆续出版，参与者众多，作者部分仅列出了本书的主要参与者，其余未能一一列出，在此表示歉意与感谢。特别感谢苏永彬、杨若培、刘艳东大夫付出的努力。感谢骨肿瘤科牛晓辉主任、病理科丁宜主任的大力支持，感谢轻盈医学的刘青、刘敏等老师的工作，感谢中国协和医科大学出版社雷编辑的付出。

　　本书是积水潭医院放射科全体同仁的多年临床经验的结晶，希望对读者有所裨益。

程晓光

2018年1月26日

目　录

Ⅰ　髋　关　节

Ⅱ　膝　关　节

I
髋　关　节

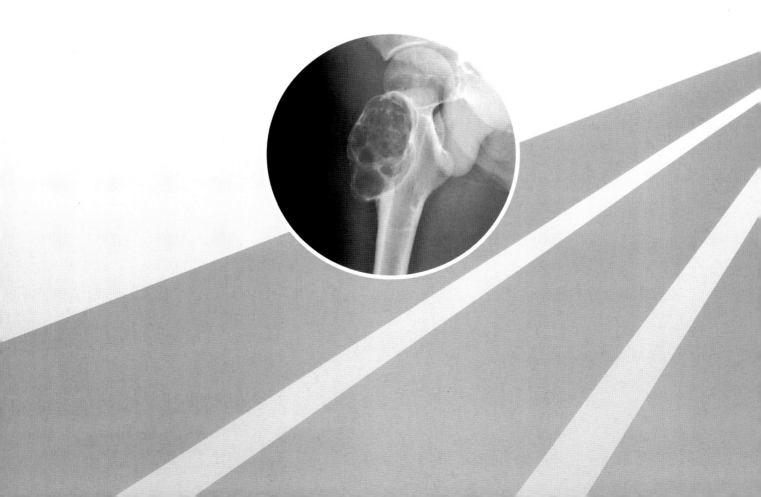

病例 1

1 › 病 史

男，18 岁，摔伤后右大腿疼痛 6 天。

2 › 体格检查

右股骨近端压痛。

3 › 影像检查

1）X 线影像表现

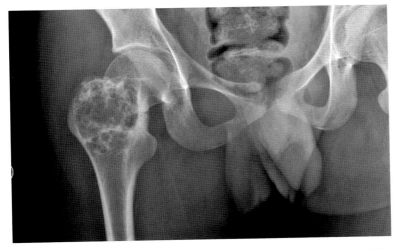

图 I -1-1　右髋关节 X 线正位片

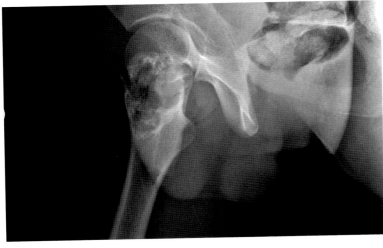

图 I -1-2　右髋关节 X 线侧位片

征象描述：右侧股骨颈及粗隆间膨胀性、多囊状骨破坏，内见分隔，内侧边缘硬化。

2）CT 影像表现

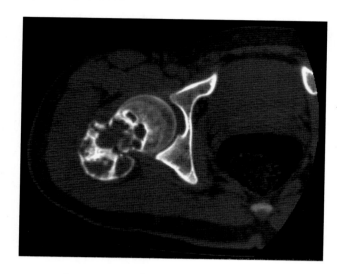

图 I -1-3　右髋关节 CT 平扫横断面骨窗

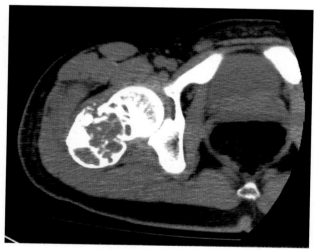

图 I -1-4　右髋关节 CT 平扫横断面软组织窗

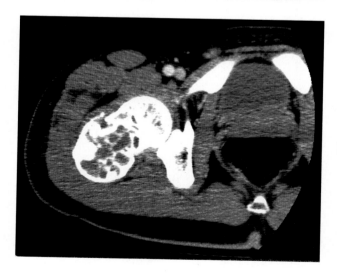

图 I -1-5　右髋关节 CT 增强后横断面软组织窗

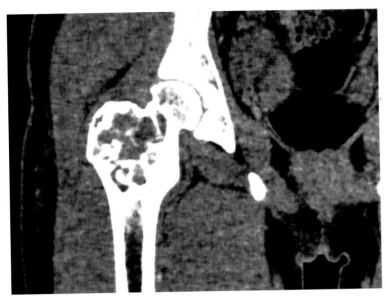

图 Ⅰ-1-6　右髋关节 CT 增强后冠状面软组织窗

征象描述：骨破坏为溶骨性，其内见粗大不规则骨性分隔，边缘硬化，增强扫描呈分隔状、边缘性明显强化。

3）MRI 影像表现

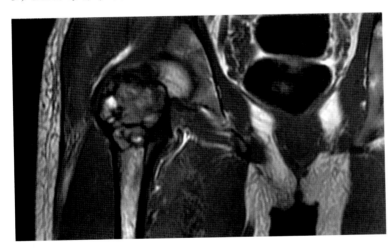

图 Ⅰ-1-7　右髋关节 MRI 冠状面 T$_1$WI

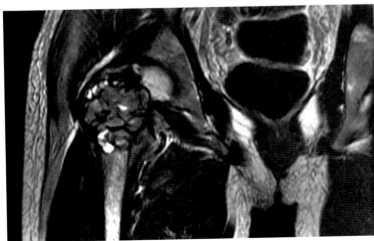

图 Ⅰ-1-8　右髋关节 MRI 冠状面 T$_2$WI

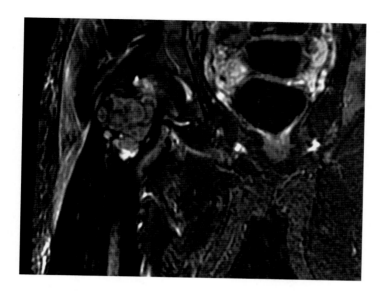

图 I -1-9　右髋关节 MRI 冠状面脂肪抑制 T_2WI

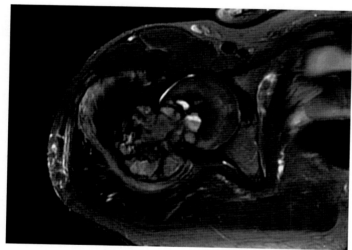

图 I -1-10　右髋关节 MRI 横断面脂肪抑制 T_2WI

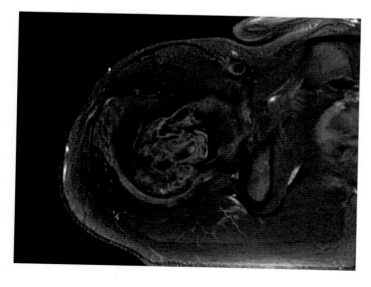

图 I -1-11　右髋关节 MRI 增强后横断面脂肪抑制 T_1WI

征象描述： 病灶内可见多发液-液平面，主要为间隔强化。

④ › 初级分析

青少年男性，X线片见右股骨近端骨质破坏，主要位于大粗隆，呈轻度膨胀性改变，边界稍模糊，其内可见分隔，呈蜂窝状改变，股骨颈内侧透亮线影；CT片见病灶边缘骨质硬化，其内可见骨嵴，增强扫描见其边缘和间隔存在强化；MRI可见病灶内多发液-液平面。综合考虑为动脉瘤样骨囊肿合并病理性骨折。

⑤ › 程晓光教授点评

青少年患者，有外伤病史，X线片可见透亮骨折线影，可见骨质硬化，边界清，内有间隔，首先考虑为良性病变；CT片示病灶硬化明显，内有骨性分隔，而非病灶内钙化灶，增强扫描示间隔强化；MRI的 T_1WI 序列可见多发小片状高信号，提示出血可能，病变主要为囊性改变，含有多发液-液平面，同时间隔强化，考虑良性病变可能性大。在股骨大粗隆部位，骨巨细胞瘤与软骨母细胞瘤较多见，但本例不符合骨巨细胞瘤；软骨母细胞瘤一般存在周边组织明显水肿，而本例骨髓水肿不明显，但并非所有病例均存在水肿，因此综合考虑为软骨母细胞继发动脉瘤样骨囊肿（aneurysmal bone cyst，ABC）可能性较大，相对而言，单纯的 ABC 较少见。

最终诊断

动脉瘤样骨囊肿伴病理性骨折。

病例 2

1 › 病　史

男，29 岁，左髋疼痛、不适、活动受限 9 个月，加重伴跛行 2 个月。

2 › 体格检查

左髋局部未见肿胀，皮温正常，未扪及明显肿块。

3 › 影像检查

1）X 线影像表现

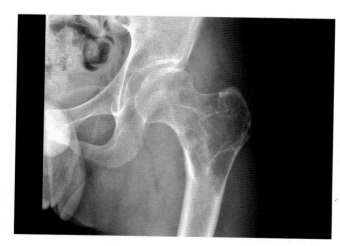

图 I-2-1　左髋关节 X 线正位片

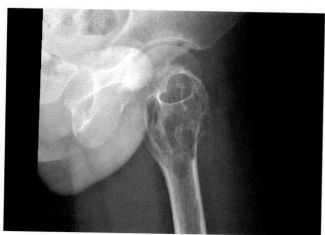

图 I-2-2　左髋关节 X 线侧位片

征象描述：左股骨近端囊样膨胀性骨质破坏区，边界清晰，无明显硬化。

2）CT 影像表现

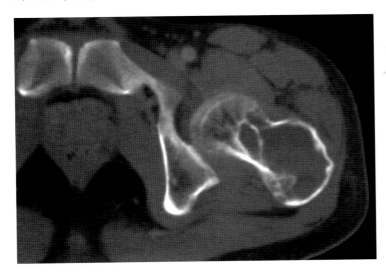

图 I -2-3　左髋关节 CT 平扫横断面骨窗

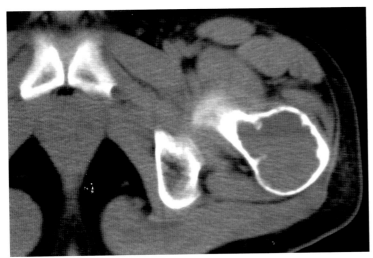

图 I -2-4　左髋关节 CT 平扫横断面软组织窗

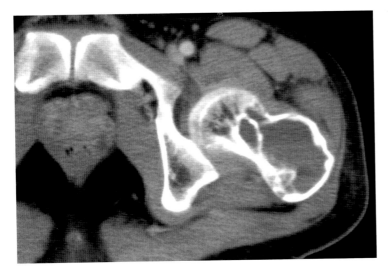

图 I -2-5　左髋关节 CT 增强后横断面软组织窗

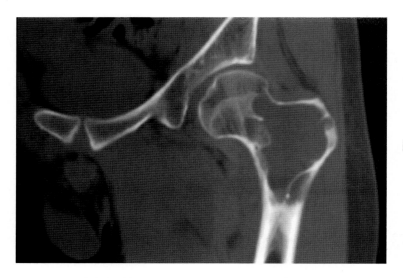

图 I-2-6　左髋关节 CT 平扫冠状面骨窗

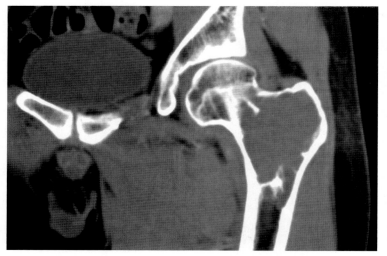

图 I-2-7　左髋关节 CT 增强后冠状面软组织窗

征象描述： 骨破坏灶边界清晰，内部密度较混杂，见骨性分隔、液-液平面，前方皮质破坏、中断。

3）MRI 影像表现

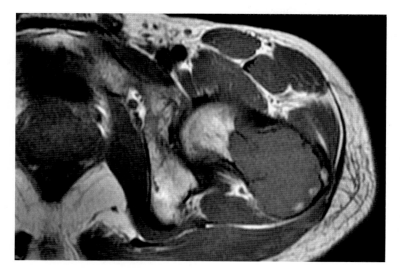

图 I-2-8　左髋关节 MRI 横断面 T_1WI

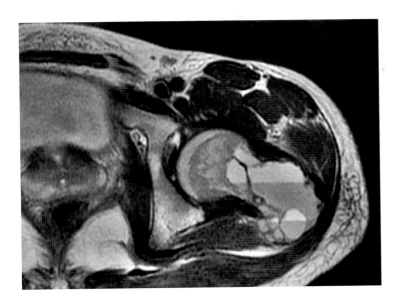

图 I-2-9　左髋关节 MRI 横断面 T$_2$WI

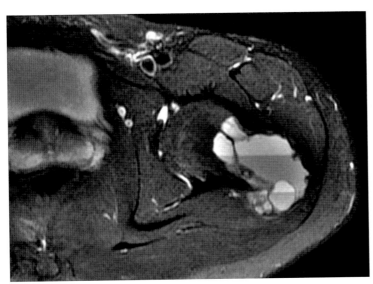

图 I-2-10　左髋关节 MRI 横断面脂肪抑制 T$_2$WI

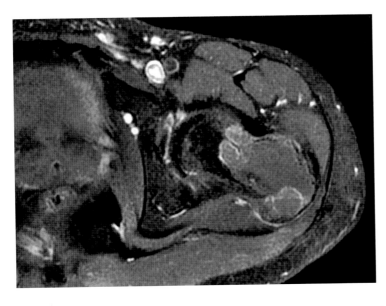

图 I-2-11　左髋关节 MRI 增强后横断面脂肪抑制 T$_1$WI

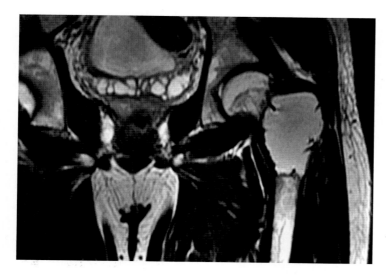

图 I -2-12　左髋关节 MRI 冠状面 T$_2$WI

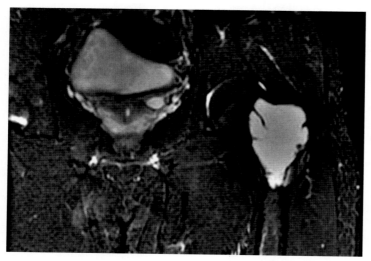

图 I -2-13　左髋关节 MRI 冠状面脂肪抑制 T$_2$WI

征象描述： 骨破坏灶内多发液-液平面，增强后，边缘轻度强化。

4 › 初级分析

　　青年男性，X 线片见左股骨近端骨质破坏区，边界尚清，其内可见分隔，邻近皮质变薄，病灶呈轻度膨胀性改变；CT 可见其内以液性成分为主，未见钙化，未见软组织肿块，前缘皮质稍不连续，少量软组织突出，增强扫描无明显强化；MRI 可见多发液-液平面，部分较宽大，病灶周围存在轻度水肿，考虑为动脉瘤样骨囊肿（aneurysmal bone cyst，ABC）。

5 › 程晓光教授点评

　　青年患者，左股骨大粗隆、粗隆间骨质破坏，无明显硬化边，软组织窗未见明显的钙化灶，骨窗显示皮质局部欠连续，提示不能完全除外侵袭性病变，例如毛细血管扩张型骨肉瘤。CT 增强后，病灶无明显强化。MRI 的 T$_1$WI 序列显示病灶呈明显低信号，T$_2$WI 可见多发液-液平面，液-液平面占据比例越大，诊断良性病变的可能性越大。综合而言，首先考虑良性病变，动脉瘤样骨囊肿可能性大。

最终诊断

动脉瘤样骨囊肿。

病例 3

1 > **病 史**

男，15 岁，左髋部疼痛伴活动受限 4 个月，夜间严重。

2 > **体格检查**

左髋部肿胀，轻度压痛，髋关节活动受限。

3 > **影像检查**

1）X 线影像表现

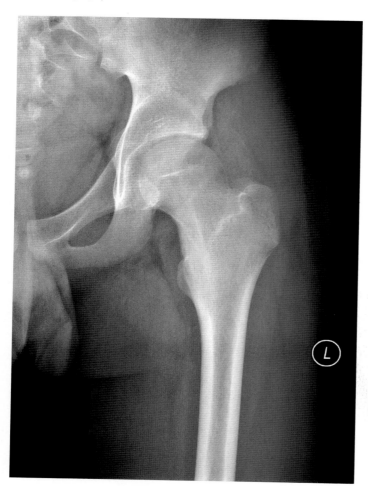

图 I -3-1　左髋关节 X 线正位片

征象描述：左股骨近端内下缘皮质增厚。

2）CT 影像表现

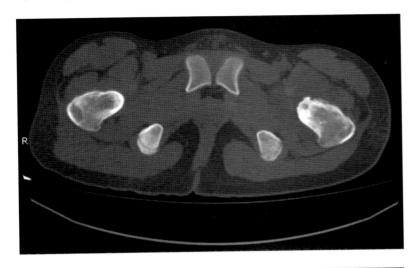

图 I-3-2　左髋关节 CT 平扫横断面骨窗

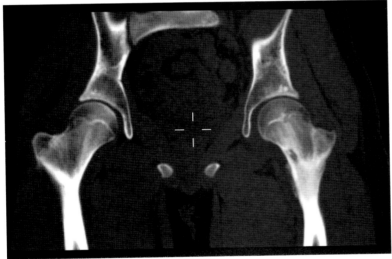

图 I-3-3　左髋关节 CT 平扫冠状面骨窗

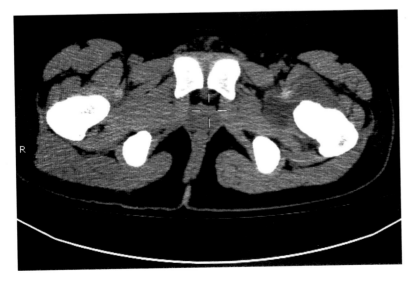

图 I-3-4　左髋关节 CT 平扫横断面软组织窗

征象描述：左股骨颈内侧、小粗隆区皮质增厚，其内见小圆形低密度灶，界清。

4 › 初级分析

X 线片见左股骨近端密度增高，内侧皮质增厚，局部密度较低；CT 片见左股骨近端皮质明显增厚，可见类圆形低密度区，其内点状钙化，并可见骨膜反应，周围水肿明显，考虑为骨样骨瘤。

5 › 程晓光教授点评

左股骨颈内侧骨皮质增厚，可见典型瘤巢结构，其内钙化点，周围骨质反应性硬化，关节肿胀，周围水肿明显，为典型骨样骨瘤的影像改变。

最终诊断

骨样骨瘤。

病 例 4

1 › 病 史

女，7岁，右髋部疼痛7月余，跛行4月余。

2 › 体格检查

右下肢跛行，周径较左侧短，右髋关节无明显压痛。

3 › 影像检查

1）X线影像表现

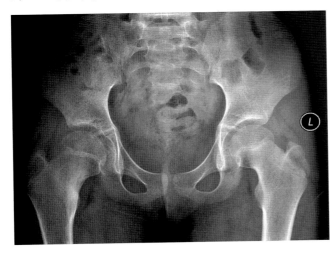

图 I-4-1　右髋关节 X 线正位片

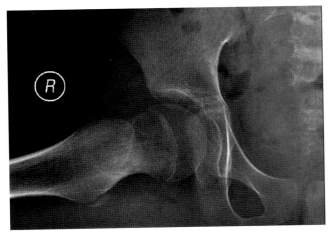

图 I-4-2　右髋关节 X 线侧位片

征象描述：右股骨颈内侧皮质增厚，内可见低密度灶。

2）CT影像表现

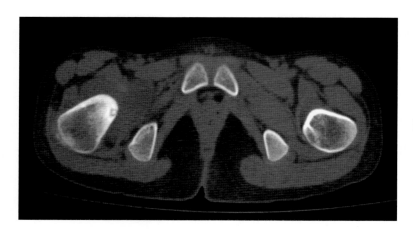

图Ⅰ-4-3　右髋关节CT平扫横断面骨窗

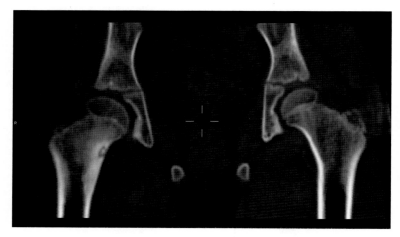

图Ⅰ-4-4　右髋关节CT平扫冠状面骨窗

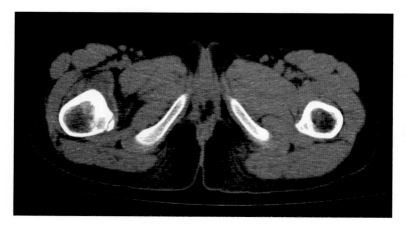

图Ⅰ-4-5　右髋关节CT平扫横断面软组织窗

征象描述：右股骨颈内侧皮质增厚，内见小圆形低密度灶，伴有点状钙化，周围软组织稍肿胀。

4 › 初级分析

　　X线片见右股骨颈密度增高，皮质增厚；CT片见股骨颈内缘皮质内类圆形低密度区，其内点状钙化，周围反应性骨质硬化，周围软组织明显水肿。考虑为骨样骨瘤。

5 › 程晓光教授点评

　　右侧股骨颈内侧皮质类圆形骨质破坏区，内见点状钙化，邻近骨质反应性硬化，因为股骨颈无外骨膜覆盖，因此没有骨膜反应，周围软组织明显水肿，关节积液，首先考虑为骨样骨瘤，影像表现典型。

最终诊断

　　骨样骨瘤。

病例 5

1 › **病 史**

男，29 岁，左髋疼痛、不适 1 年余，加重 3 个月。

2 › **体格检查**

左髋关节区质硬包块。

3 › **影像检查**

1）X 线影像表现

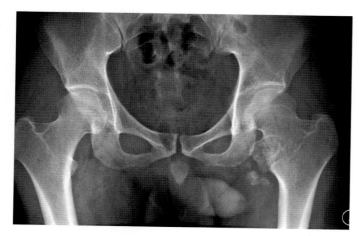

图 I-5-1　左髋关节 X 线正位片

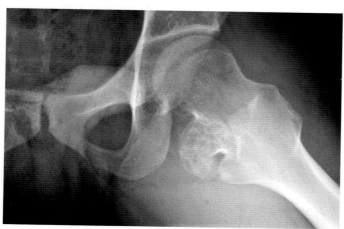

图 I-5-2　左髋关节 X 线侧位片

征象描述：左股骨颈内侧见菜花样骨性隆起，宽基底，病变与宿主皮质、髓腔相延续，表面不光滑，其旁见多个游离骨块影。

2）CT 影像表现

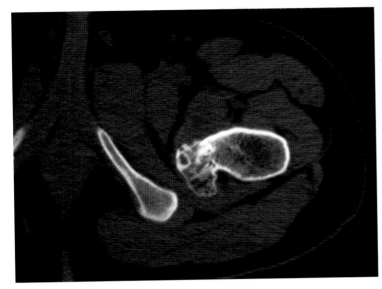

图 I -5-3　左髋关节 CT 平扫横断面骨窗

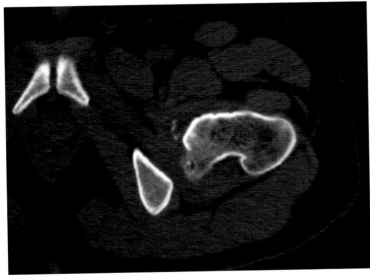

图 I -5-4　左髋关节 CT 平扫横断面骨窗

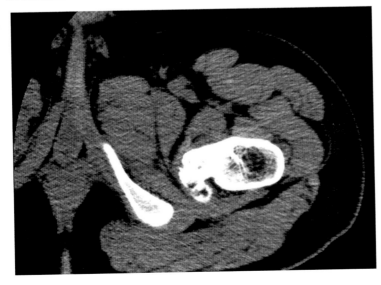

图 I -5-5　左髋关节 CT 平扫横断面软组织窗

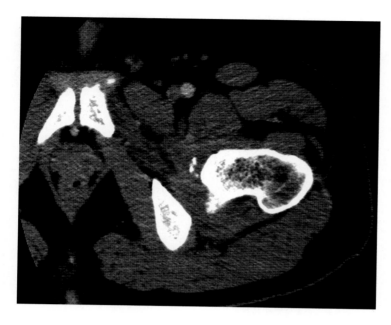

图 I -5-6　左髋关节 CT 增强后横断面软组织窗

征象描述：同 X 线片，观察更明确，其表面可见软组织影。

4 ▸ **初级分析**

青年男性，左侧股骨颈及小粗隆骨性隆起，骨皮质与宿主骨相连续，骨髓腔相通，考虑为骨软骨瘤。

5 ▸ **程晓光教授点评**

青年男性，左侧股骨颈及小粗隆骨性隆起，骨皮质连续，首先考虑为骨软骨瘤，但其周围可见游离骨，不能确定软骨帽钙化或是外伤引起骨软骨瘤末端骨折，CT 见软组织内低密度影，需要进一步行 MRI 检查以观察周围软组织情况，鉴别是否存在恶变可能。

最终诊断

骨软骨瘤。

病例 6

1 › **病　史**

男，8 岁，1 年 9 个月前床上跳下时出现右髋部疼痛，1 年前于我院行股骨头病灶刮除、植骨治疗，1 个月前患儿再次出现阵发性疼痛。

2 › **体格检查**

跛行，下蹲受限，右侧腹股沟及髂嵴处手术瘢痕。

3 › **影像检查**

1）X 线影像表现

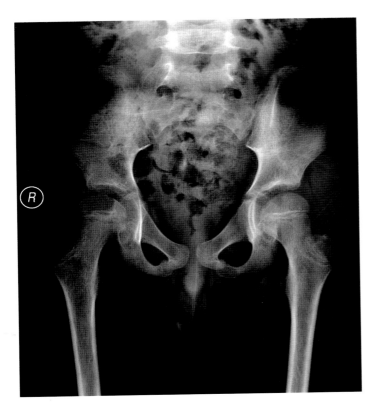

图 I -6-1　右髋关节 X 线正位片

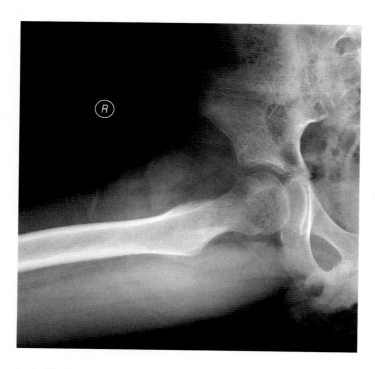

图 I-6-2　右髋关节 X 线侧位片

征象描述： 右股骨头骺软骨、干骺端内见囊性、偏心性低密度影，边缘清晰，略呈膨胀改变。

2）CT 影像表现

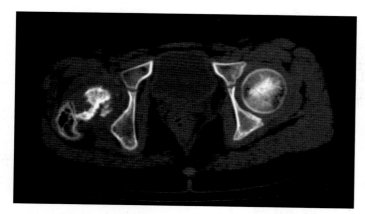

图 I-6-3　右髋关节 CT 平扫横断面骨窗

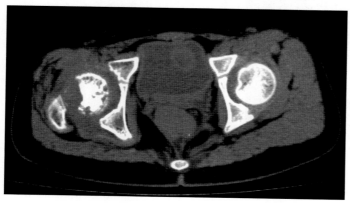

图 I-6-4　右髋关节 CT 平扫横断面软组织窗

征象描述： 右股骨头颈部不规则骨质破坏区，内部多发点状、沙粒样钙化影；右髋关节积液。

3）MRI 影像表现

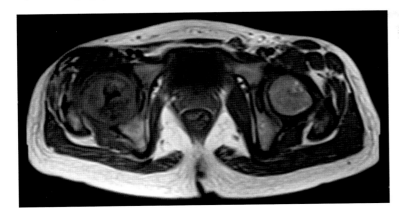

图 I -6-5　右髋关节 MRI 横断面 T₁WI

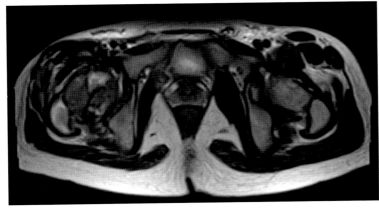

图 I -6-6　右髋关节 MRI 横断面 T₂WI

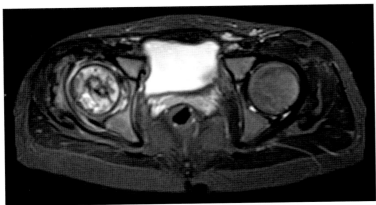

图 I -6-7　右髋关节 MRI 横断面脂肪
抑制 T₂WI

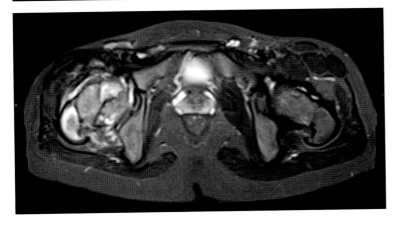

图 I -6-8　右髋关节 MRI 横断面脂肪
抑制 T₂WI

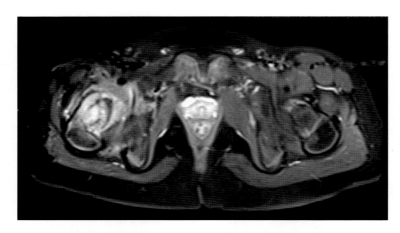

图 I -6-9　右髋关节 MRI 增强后横断面脂肪抑制 T_1WI

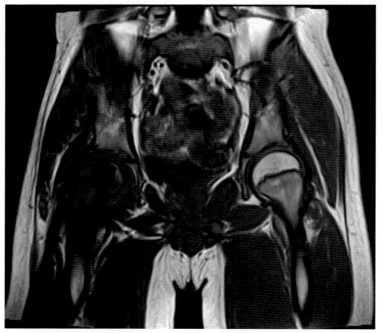

图 I -6-10　右髋关节 MRI 冠状面 T_1WI

征象描述：病灶信号不均，周围组织水肿，增强后，病灶强化。

④ 〉初级分析

　　X 线片见右侧股骨头骨骺骨质破坏，周缘硬化，边界清晰，关节间隙正常，周围软组织肿胀；CT 片摄于 X 线片后 1 年，病灶范围明显增大，侵及股骨颈，边界不清，其内点状高密度影，关节间隙未见明显狭窄；MRI 见病灶周围存在明显水肿。此病灶主要发生于骨骺，有手术病史，考虑为软骨母细胞瘤术后复发。鉴别诊断：①感染性病变，主要发生于承重部位，关节间隙狭窄，此病例表现不明显；②嗜酸性肉芽肿。

⑤ 〉程晓光教授点评

　　右侧股骨头骨骺骨质破坏，边界清楚，据 X 线片可以考虑为软骨母细胞瘤。CT 与 X 线拍片间隔时间长，髋关节间隙狭窄不明显，有手术病史，同时 MRI 示病灶周围水肿明显，病灶内实性信号较多，感染可暂除外，综合考虑为软骨母细胞瘤术后复发。

最终诊断

软骨母细胞瘤术后复发。

病例 7

1 › 病 史

男，59岁，右大腿疼痛3个月，加重1个月。

2 › 体格检查

右髋关节区域肿胀、活动受限、压痛。

3 › 影像检查

1）X线影像表现

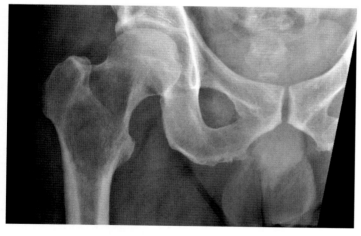

图Ⅰ-7-1　右髋关节X线正位片

征象描述： 右侧股骨粗隆间密度减低，边界不清，髋关节肿胀。

2）CT影像表现

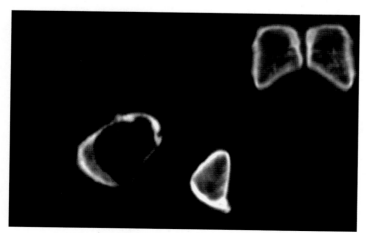

图Ⅰ-7-2　右髋关节CT平扫横断面骨窗

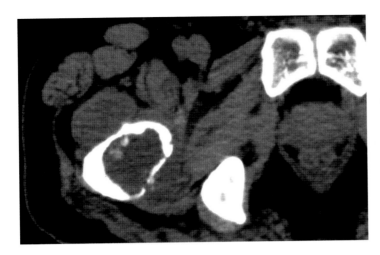

图 I-7-3   右髋关节 CT 平扫横断面软组织窗

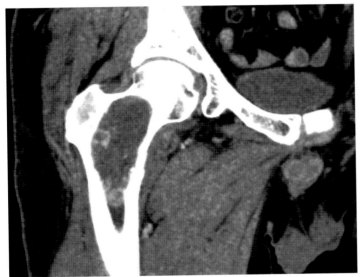

图 I-7-4   右髋关节 CT 增强后冠状面软组织窗

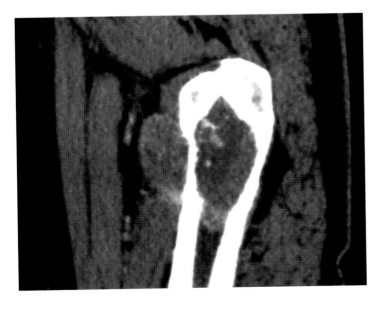

图 I-7-5   右髋关节 CT 增强后矢状面软组织窗

征象描述： 病灶破坏皮质、形成软组织肿块，并可见散在钙化，增强后，呈斑点状、结节状强化。

3）MRI 影像表现

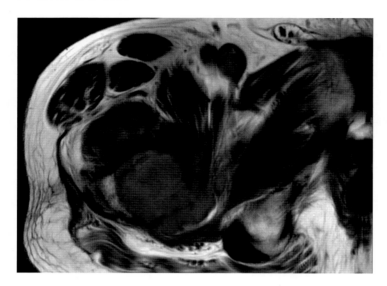

图Ⅰ-7-6　右髋关节 MRI 横断面 T_1WI

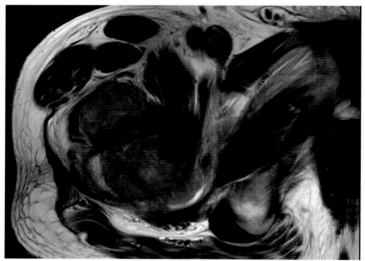

图Ⅰ-7-7　右髋关节 MRI 横断面 T_2WI

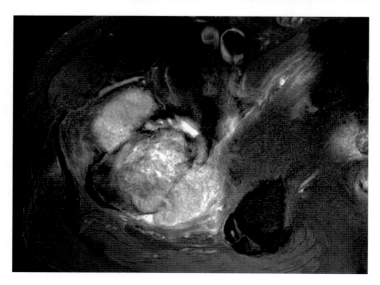

图Ⅰ-7-8　右髋关节 MRI 横断面脂肪抑制 T_2WI

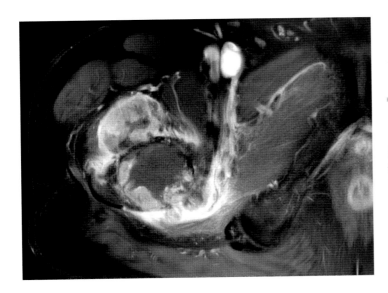

图 I -7-9　右髋关节 MRI 增强后横断面脂肪抑制 T_1WI

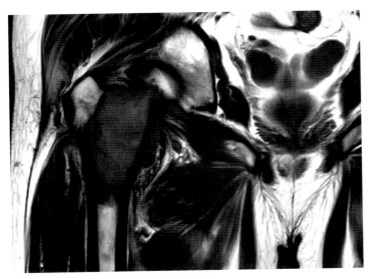

图 I -7-10　右髋关节 MRI 冠状面 T_1WI

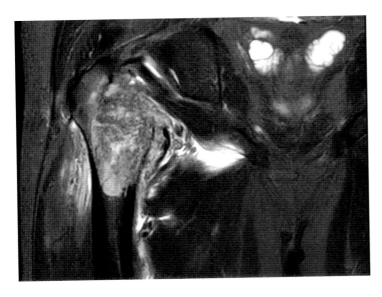

图 I -7-11　右髋关节 MRI 冠状面脂肪抑制 T_2WI

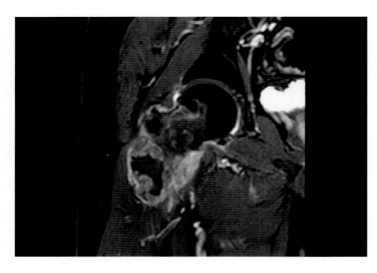

图 I-7-12　右髋关节 MRI 增强后冠状面脂肪抑制 T_1WI

征象描述：病灶信号混杂，软组织肿块明显，血运丰富，强化不均匀。

4 › 初级分析

X 线片见右股骨近端溶骨性骨质破坏，边界欠清晰；CT 片见右股骨近端溶骨性骨质破坏，骨皮质变薄、被破坏，病灶内可见分隔、钙化，具有轻度侵袭性，增强可见强化，考虑软骨来源，软骨肉瘤可能，但不能除外恶性纤维组织细胞瘤、转移瘤。

5 › 程晓光教授点评

X 线片示右股骨粗隆间溶骨性骨质破坏，边界模糊，可疑病理骨折；CT 片示病灶边界模糊，骨皮质不完整，软组织肿块突破骨皮质，其内可见结节状高密度影，怀疑钙化，增强后，骨内破坏区强化不明显，骨外肿块不均匀强化；MRI 片显示病灶更清晰，肿块明显，增强后，可见强化。结合年龄，考虑为恶性肿瘤：恶性纤维组织细胞瘤？转移癌？鉴别诊断为软骨肉瘤，常见的软骨肉瘤于 T_2 抑脂像信号较高、强化不明显，与本例不符合。

最终诊断

腺泡状软组织肉瘤。

病例 8

1 **› 病 史**

男，21岁，右髋疼痛不适半年。

2 **› 体格检查**

右下肢较健侧略萎缩，大腿近端略肿胀，触及包块，其边界不清、质硬、压痛。

3 **› 影像检查**

1）X线影像表现

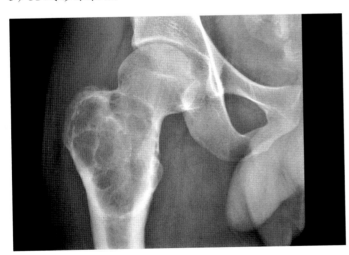

图 I -8-1　右侧股骨近段 X 线正位片

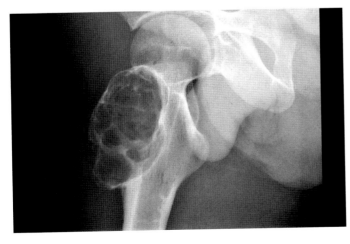

图 I -8-2　右侧股骨近段 X 线侧位片

征象描述： 右股骨近端斑片状低密度影，边界清，密度不均，见粗大骨性分隔。

2）CT 影像表现

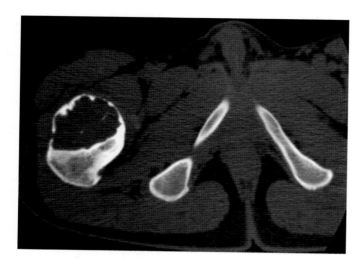

图 I -8-3　右侧股骨近段 CT 平扫横断面骨窗

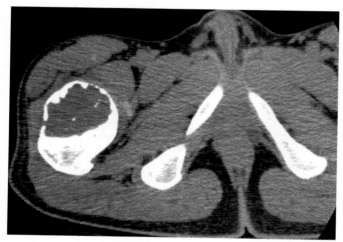

图 I -8-4　右侧股骨近段 CT 平扫横断面软组织窗

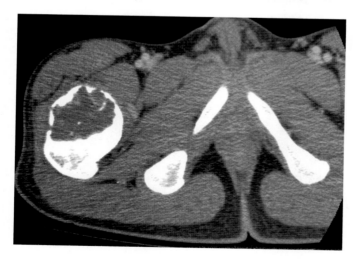

图 I -8-5　右侧股骨近段 CT 增强后横断面软组织窗

征象描述： 右股骨颈及大粗隆溶骨性骨质破坏，内见点状高密度影，局部皮质不连，骨皮质边缘呈"扇贝样"，呈不均匀轻度强化。

3）MRI 影像表现

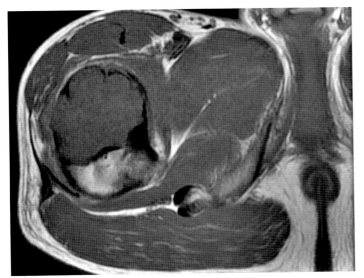

图Ⅰ-8-6　右侧股骨近段 MRI 横断面 T_1WI

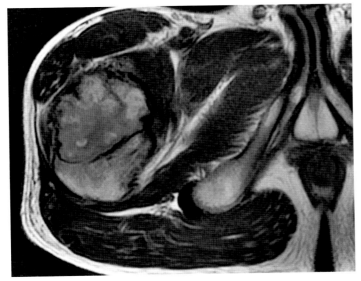

图Ⅰ-8-7　右侧股骨近段 MRI 横断面 T_2WI

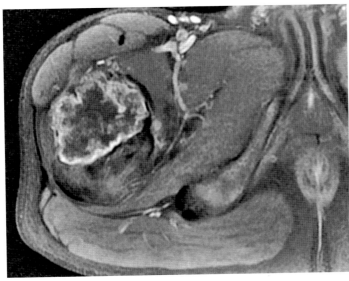

图Ⅰ-8-8　右侧股骨近段 MRI 增强后横断面脂肪抑制 T_1WI

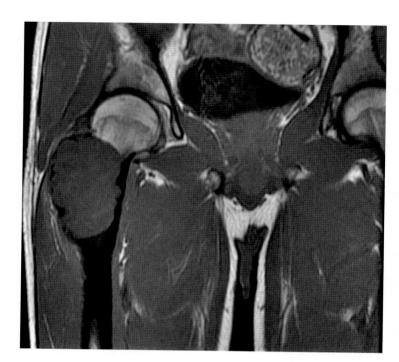

图 I -8-9　右侧股骨近段 MRI 冠状面 T_1WI

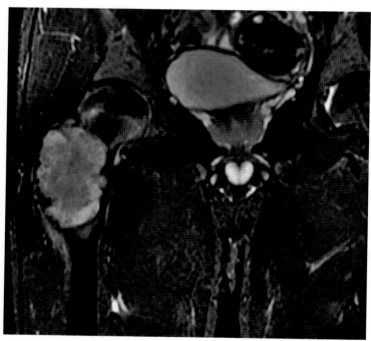

图 I -8-10　右侧股骨近段 MRI 冠状面脂肪抑制 T_2WI

征象描述：骨破坏灶内部多为 T_2WI 高信号，边缘可见骨嵴，增强后，主要为边缘强化。

4 ▸ **初级分析**

　　X 线片见右侧股骨近端膨胀性骨质破坏，边缘硬化，内有间隔，无软组织肿块，无骨膜反应，考虑为骨原发性良性肿瘤，不除外动脉瘤样骨囊肿（Aneurysmal bone cyst，ABC）或骨巨细胞瘤可能；CT 片见病灶边界清楚，有硬化边，未见明显骨嵴，内见散在高密度影，未见明显液-液平面，考虑为软骨来源良性肿瘤；MRI 见病灶为 T_1WI 等信号、T_2WI 不均匀高信号，呈不均匀强化，考虑为软骨来源良性或低度恶性肿瘤。

5 › 程晓光教授点评

X 线片示右侧股骨近端骨质破坏，边界清楚，边缘硬化，考虑为良性病变，可考虑软骨母细胞瘤或骨巨细胞瘤等；CT 片示病灶周围扇贝样压迹，内见点状孤立性钙化影，并不与骨嵴相连续；MRI 见病灶呈等 T_1 长 T_2 信号，边缘强化。MRI T_2WI 提示病灶内含黏液成分，CT 提示有软骨成分，此外病变稍偏离大粗隆区，因此考虑为软骨黏液样纤维瘤。鉴别诊断为软骨母细胞瘤：如此大病灶的软骨母细胞瘤一般会发生囊性变，但本病例并无此征象。

最终诊断

软骨黏液样纤维瘤。

病例 9

1 › 病 史

女，6 岁，左臀部肿物 2 年，既往曾行手术治疗。

2 › 体格检查

左臀部可扪及质硬包块，无压痛。

3 › 影像检查

MRI 影像表现

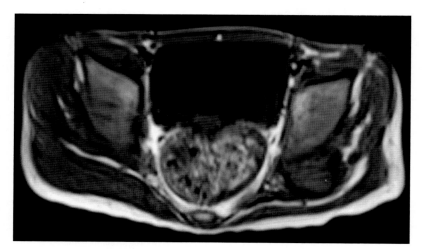

图 I -9-1　左臀部 MRI 横断面 T₁WI

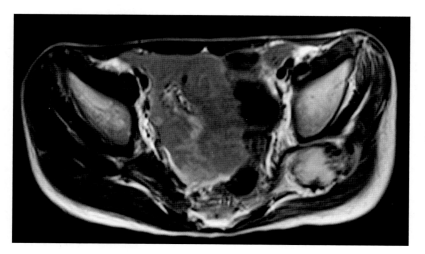

图 I -9-2　左臀部 MRI 横断面 T₂WI

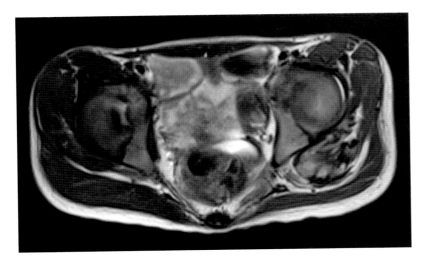

图 I -9-3　左臀部 MRI 横断面 T$_2$WI

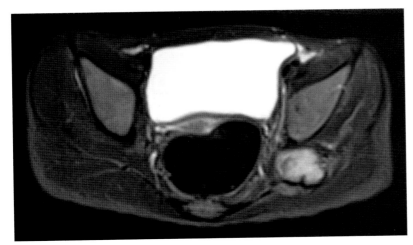

图 I -9-4　左臀部 MRI 横断面脂肪抑制 T$_2$WI

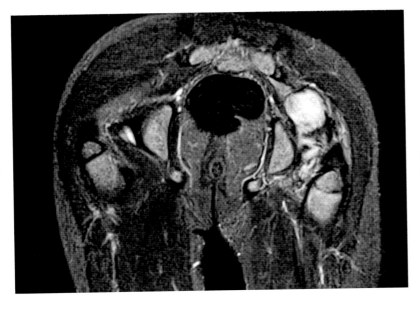

图 I -9-5　左臀部 MRI 冠状面脂肪抑制 T$_2$WI

征象描述： 左侧臀中肌与臀小肌见异常信号，呈 T$_1$WI 等、T$_2$WI 略高信号，边缘不规则，T$_2$WI 序列见内部低信号分隔，增强扫描呈不均匀强化，与周围肌肉分界不清。

4 › 初级分析

　　左臀部软组织肿块，呈 T_1WI 略低信号、T_2WI 略高信号，边界清，无明显周围软组织侵犯，并且病史长，因此考虑为良性肿瘤。同时因病灶内可见索条状低信号，故考虑为硬纤维瘤。鉴别诊断：①血管瘤：一般信号较高；②神经类肿瘤：位于血管神经走行区。

5 › 程晓光教授点评

　　MRI 示肿块内索条状低信号影，较支持硬纤维瘤诊断，该病好发于臀部，侵袭性强，易复发。此患儿尚存在臀肌萎缩，因此，需与"臀肌筋膜挛缩"相鉴别，后者于 GRE 序列（梯度回波序列）观察较好，常由注射等因素导致，但本病例为肿块性病变，排除了"臀肌筋膜挛缩"的可能。

　　最终诊断

　　硬纤维瘤。

病例 10

1 **› 病 史**

女，3 岁，右臀部疼痛 1 年，跛行 3 个月，曾诊断为"臀肌挛缩症"并手术治疗。

2 **› 体格检查**

患儿跛行，右臀部外后侧手术瘢痕，可触及硬性包块，局部压痛，髋关节活动受限。

3 **› 影像检查**

MRI 影像表现

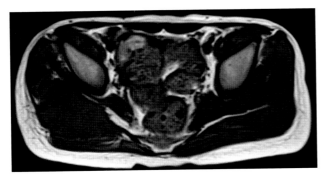

图 I -10-1　右臀部 MRI 横断面 T_1WI

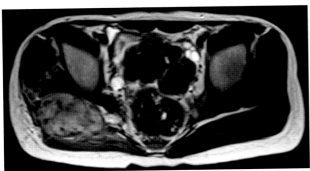

图 I -10-2　右臀部 MRI 横断面 T_2WI

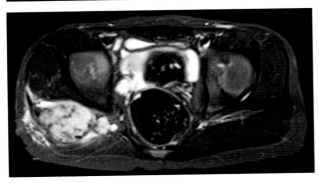

图 I -10-3　右臀部 MRI 横断面脂肪抑制 T_2WI

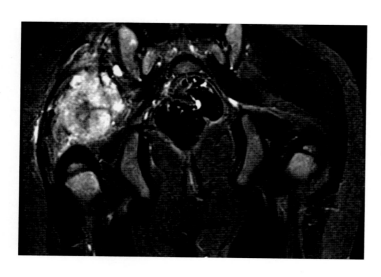

图 I -10-4　右臀部 MRI 冠状面脂肪抑制 T_2WI

征象描述：右臀大肌及臀中肌见局灶性 T_1WI 等、T_2WI 高信号，其内可见索条状 T_1WI、T_2WI 低信号。

4 › 初级分析

右臀部软组织肿块，内有分隔，T_2WI 可见低信号区，考虑为硬纤维瘤。本例同病例 9 类似，区别是本例周围有明显水肿信号，可能为手术所致。

5 › 程晓光教授点评

同病例 9 类似，肿块在压脂序列呈高信号，其内见索条状低信号影，考虑为硬纤维瘤。本例虽经手术，但未完全切除病灶。

最终诊断

硬纤维瘤。

病例 11

1 › **病 史**

女，29 岁，右髋关节疼痛、活动受限 3 年，加重 2 月。曾于当地医院行手术治疗。

2 › **体格检查**

局部包块，边界不清、质硬、压痛。

3 › **影像检查**

1）X 线影像表现

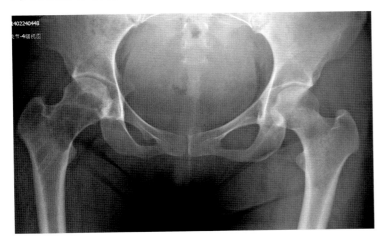

图 I -11-1　右髋关节 X 线正位片

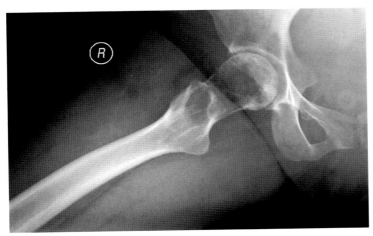

图 I -11-2　右髋关节 X 线侧位片

征象描述： 右股骨头、颈溶骨性骨质破坏，可见手术痕迹，局部皮质膨胀、变薄，边界清晰，未见明显硬化。

2）CT 影像表现

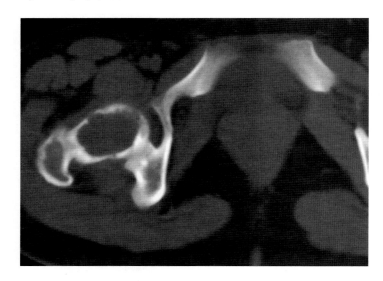

图 I -11-3　右髋关节 CT 平扫横断面骨窗

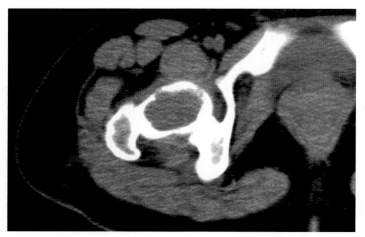

图 I -11-4　右髋关节 CT 平扫横断面软组织窗

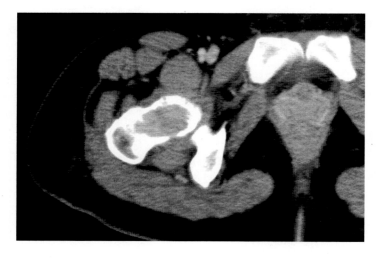

图 I -11-5　右髋关节 CT 增强后横断面软组织窗

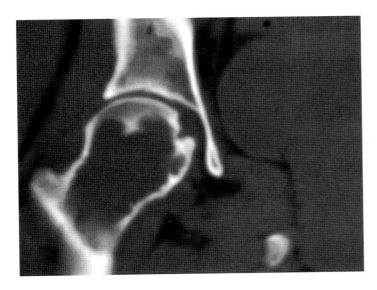

图 I -11-6　右髋关节 CT 平扫冠状面骨窗

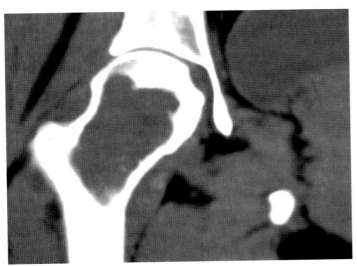

图 I -11-7　右髋关节 CT 平扫冠状面软组织窗

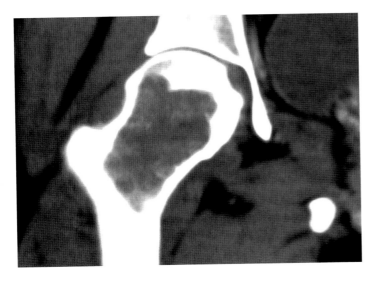

图 I -11-8　右髋关节 CT 增强后冠状面软组织窗

征象描述： 病灶呈囊状，边界清晰，无明显软组织肿块，病变内密度较均匀，增强后明显强化。

3）MRI 影像表现

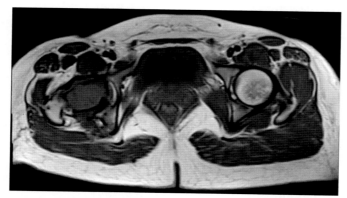

图 I -11-9　右髋关节 MRI 横断面 T_1WI

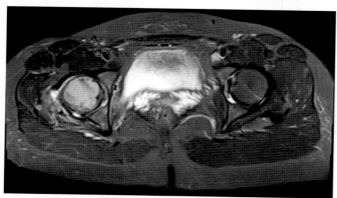

图 I -11-10　右髋关节 MRI 横断面脂肪抑制 T_2WI

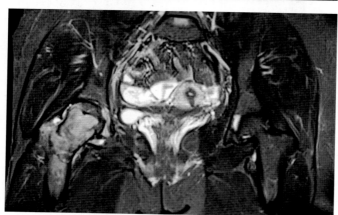

图 I -11-11　右髋关节 MRI 冠状面脂肪抑制 T_2WI

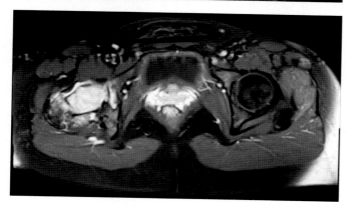

图 I -11-12　右髋关节 MRI 增强后横断面脂肪抑制 T_1WI

征象描述：病灶呈 T_1WI 低信号、T_2 压脂略高信号，呈明显强化。

4 › 初级分析

　　X 线片见右股骨颈溶骨性骨质破坏，边缘无明显硬化，边界清。股骨近端见钉道影，为手术改变；CT 片见病灶边界清，局部边缘硬化，后方部分骨质欠连续，未见明显骨膜反应或软组织肿块，内见散在点状、片状高密度影，可能为钙化或残留骨，增强后，病灶明显强化；MRI 见病灶呈 T_1WI 低信号，T_2WI 高信号，实质部分强化。首先考虑为骨巨细胞瘤可能性大。因其内存在的高密度影不能除外钙化可能，因此鉴别诊断需包括软骨类肿瘤，如软骨母细胞瘤、透明细胞型软骨肉瘤等。

5 › 程晓光教授点评

　　此例短时间内复发，需考虑恶性病变可能，但影像显示其边界清晰，虽存在低度侵袭性征象，但整体偏良性病变，病灶强化较明显，首先考虑为骨巨细胞瘤复发。MRI 无软骨小叶特点，暂不考虑软骨类肿瘤。

最终诊断

　　骨巨细胞瘤。

病例 12

1 › 病 史

男，47 岁，右髋部疼痛 1 年半，活动受限 1 年。

2 › 体格检查

右髋部活动受限、肌力正常。

3 › 影像检查

MRI 影像表现

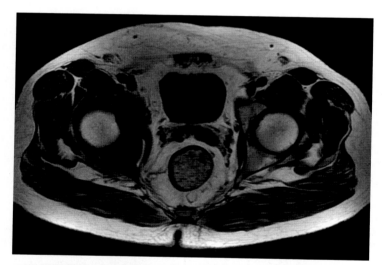

图 Ⅰ-12-1　右髋关节 MRI 横断面 T₁WI

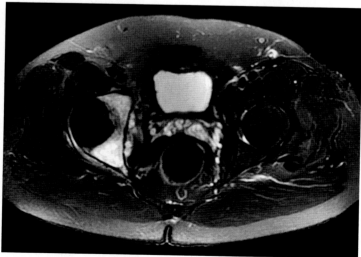

图 Ⅰ-12-2　右髋关节 MRI 横断面脂肪抑制 T₂WI

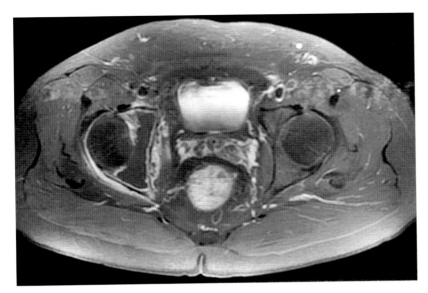

图 I -12-3　右髋关节 MRI 增强后横断面脂肪抑制 T_1WI

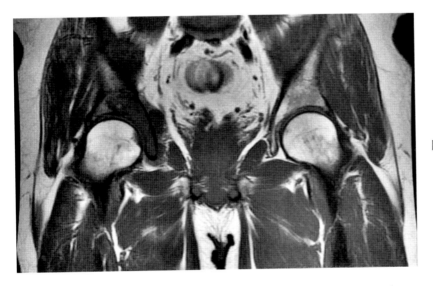

图 I -12-4　右髋关节 MRI 冠状面 T_1WI

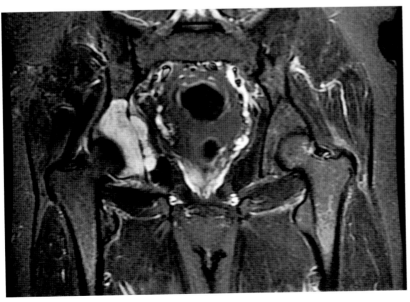

图 I -12-5　右髋关节 MRI 冠状面脂肪抑制 T_2WI

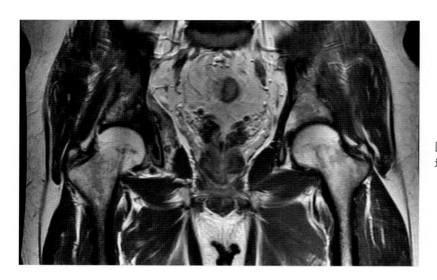

图 I -12-6　右髋关节 MRI 增强后冠状面 T_1WI

征象描述： 右髋臼为主异常信号灶，呈 T_1 等、T_2 高信号，增强后，边缘强化。

4 › **初级分析**

MRI 见右侧髂骨翼及髋臼区病灶，呈 T_1WI 低信号，T_2WI 高信号，局部骨皮质不连续，可见软组织肿块突出，增强后，周围强化明显，符合软骨类肿瘤影像特点。

5 › **程晓光教授点评**

病变 T_2WI 信号较高，但同膀胱内水的信号相比，信号稍低，证明并非水样液体成分，软组织突出部分为较典型的软骨小叶，病灶内含黏液成分，增强后，可见典型软骨小叶间隔强化特点，结合患者年龄及发病部位，考虑为软骨肉瘤。

最终诊断

软骨肉瘤。

病例 13

1 › 病 史

男，7岁，3个月前无明显诱因出现左膝关节疼痛，伴有夜间痛，无明显发热，当地医院 X 线检查发现股骨近端病变，行病灶切开活检，考虑感染，对症治疗。1 个月后，症状加重。

2 › 体格检查

左大腿上段明显肿胀、畸形，压痛明显，髋关节活动受限。

3 › 影像检查

MRI 影像表现

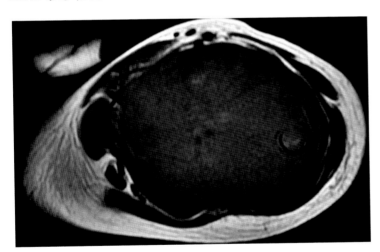

图 I -13-1　左侧股骨上段 MRI 横断面 T_1WI

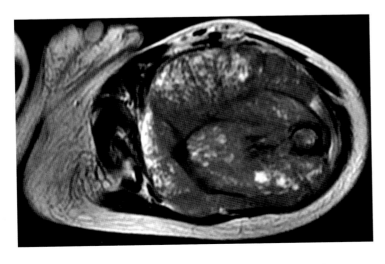

图 I -13-2　左侧股骨上段 MRI 横断面 T_2WI

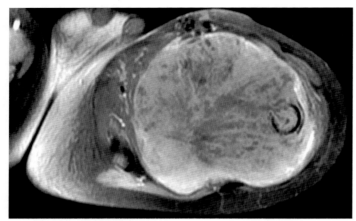

图 I-13-3　左侧股骨上段 MRI 增强后横断面脂肪抑制 T_1WI

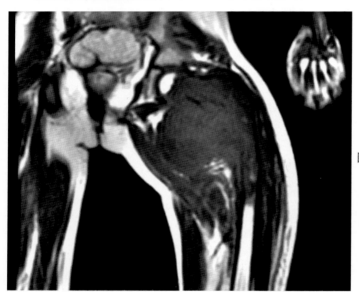

图 I-13-4　左侧股骨上段 MRI 冠状面 T_1WI

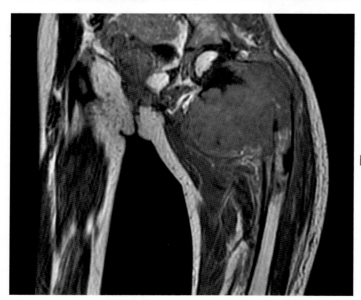

图 I-13-5　左侧股骨上段 MRI 增强后冠状面 T_1WI

征象描述： 左股骨病变切开活检术后，左侧股骨中上段骨质破坏，并可见巨大软组织肿块影，增强后，呈不均匀强化。

4 › **初级分析**

MRI 见左侧股骨近端溶骨性骨质破坏，层状骨膜反应，软组织肿块巨大，肿块内可见出血信号，未见明显成骨改变，实质部分强化，首先考虑为尤文肉瘤，鉴别诊断为骨肉瘤。

5 › **程晓光教授点评**

MRI 示左侧股骨近端骨质破坏，伴有巨大软组织肿块，但无特异性征象，患者年龄偏小，首先考虑为尤文肉瘤。骨肿瘤的影像诊断，需要结合 X 线、CT 及 MRI 检查以综合考虑，单依据 MRI 做诊断，结果相对欠准确。

最终诊断

尤文肉瘤。

病例 14

1 › **病 史**

女，66 岁，右髋疼痛、肿胀、活动受限 2 个月。

2 › **体格检查**

患者跛行，右髋关节压痛、活动受限。

3 › **影像检查**

1）X 线影像表现

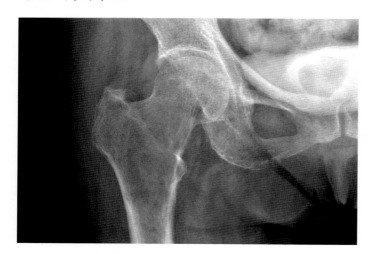

图 I-14-1　右髋关节 X 线正位片

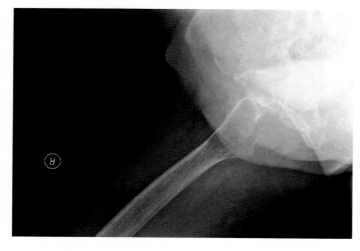

图 I-14-2　右髋关节 X 线侧位片

征象描述：右侧股骨颈溶骨性骨质破坏，未见硬化边，骨皮质变薄，无骨膜反应。

2）CT 影像表现

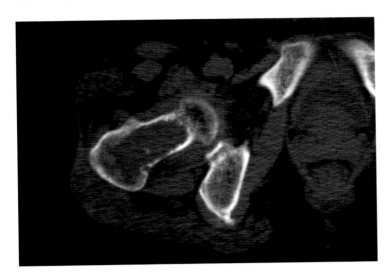

图 I -14-3　右髋关节 CT 平扫横断面骨窗

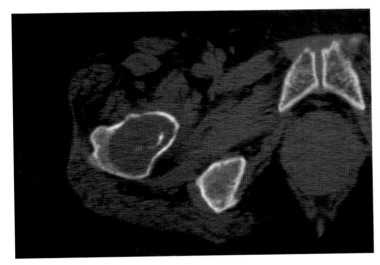

图 I -14-4　右髋关节 CT 平扫横断面骨窗

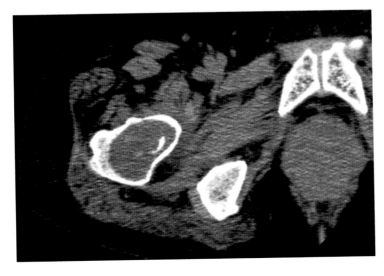

图 I -14-5　右髋关节 CT 平扫横断面软组织窗

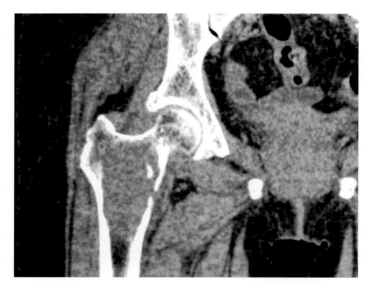

图 I-14-6　右髋关节 CT 增强后冠状面软组织窗

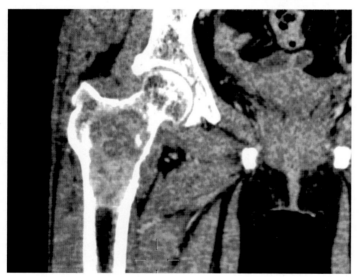

图 I-14-7　右髋关节 CT 增强后冠状面软组织窗

征象描述：右股骨颈髓腔内软组织密度灶，边界尚清晰，未见硬化边，其内密度不均，可见少许钙化，骨皮质变薄、连续性中断，未见骨膜反应及周围软组织肿块。增强扫描：病灶不均匀强化。

3）MRI 影像表现

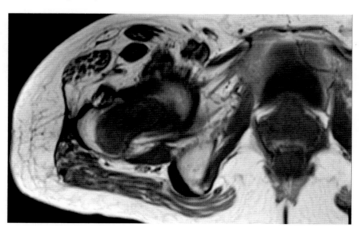

图 I-14-8　右髋关节 MRI 横断面 T$_1$WI

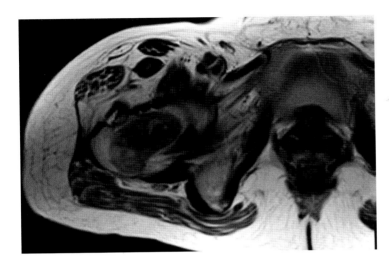

图 I -14-9　右髋关节 MRI 横断面 T_2WI

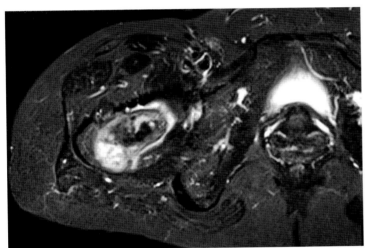

图 I -14-10　右髋关节 MRI 横断面脂肪抑制 T_2WI

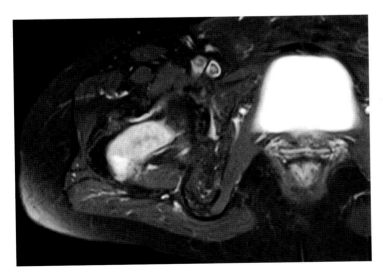

图 I -14-11　右髋关节 MRI 增强后横断面脂肪抑制 T_1WI

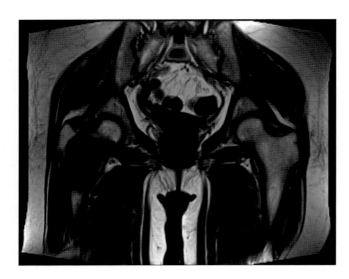

图 I -14-12　右髋关节 MRI 冠状面 T$_1$WI

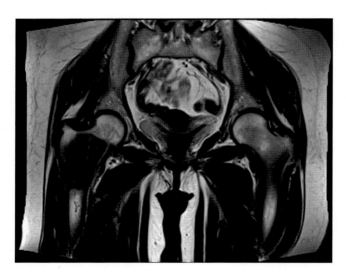

图 I -14-13　右髋关节 MRI 冠状面 T$_2$WI

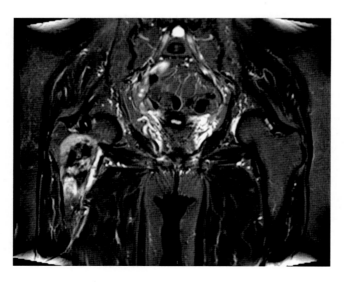

图 I -14-14　右髋关节 MRI 冠状面脂肪抑制 T$_2$WI

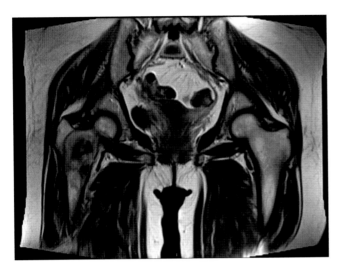

图 Ⅰ-14-15   右髋关节 MRI 增强后冠状面 T_1WI

征象描述：病灶信号混杂，周围为 T_1 稍低，T_2 高信号，中央为 T_1、T_2 低信号，周围髓腔内见环形水肿信号。增强后，病灶不均匀强化。

4 › 初级分析

X 线片见右股骨近端骨质破坏，边界不清，骨皮质未见明显中断，无骨膜反应，无明显软组织肿块，结合患者病史较短，考虑为恶性病变；CT 片见病灶内密度不均，可见点状、条状钙化影，骨皮质中断，病变不均匀强化，结合患者年龄，考虑为恶性纤维组织细胞瘤，鉴别诊断为骨肉瘤，软骨类肿瘤；MRI 见病灶呈 T_1WI 等低信号，T_2WI 混杂信号，不均匀强化，中央可见不强化区域，结合 CT，考虑为纤维成分，首先考虑为恶性纤维组织细胞瘤。

5 › 程晓光教授点评

右股骨近端骨质破坏，边界不清，其内密度 / 信号不均，可见点状、条状钙化影，皮质中断，不均匀强化，结合年龄，考虑为恶性纤维组织细胞瘤，需除外转移瘤。

最终诊断

浸润性间叶性恶性梭形细胞肿瘤。

病例 15

1 > 病 史

男，60岁，右髋持续钝痛半年，伴右下肢乏力、运动障碍。2年前曾发生右股骨小粗隆撕脱骨折。

2 > 体格检查

外观无异常，局部轻度压痛。

3 > 影像检查

1）X线影像表现

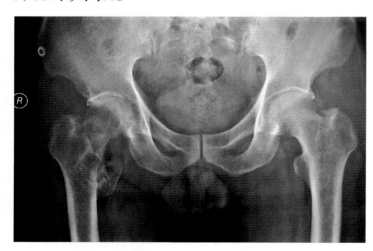

图 I -15-1　右髋关节 X 线正位片

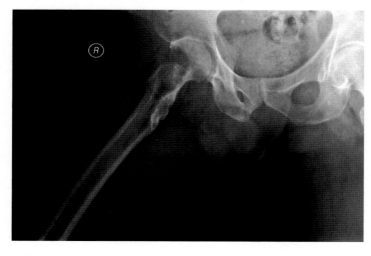

图 I -15-2　右髋关节 X 线侧位片

征象描述： 右股骨头、颈、粗隆间溶骨性骨质破坏，边界不清；股骨小粗隆内侧见骨块影。

2）CT 影像表现

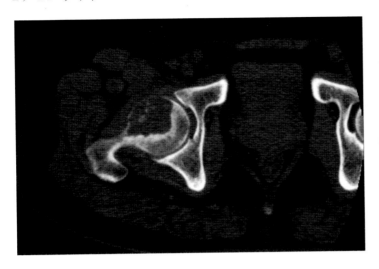

图 I -15-3　右髋关节 CT 平扫横断面骨窗

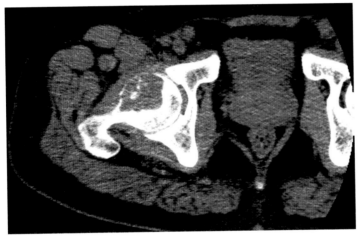

图 I -15-4　右髋关节 CT 平扫横断面软组织窗

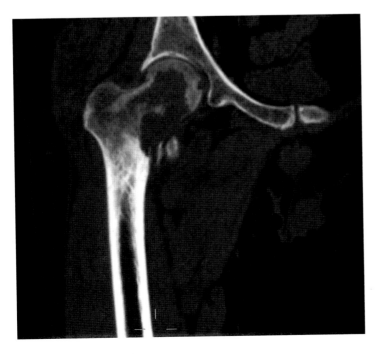

图 I -15-5　右髋关节 CT 平扫冠状面骨窗

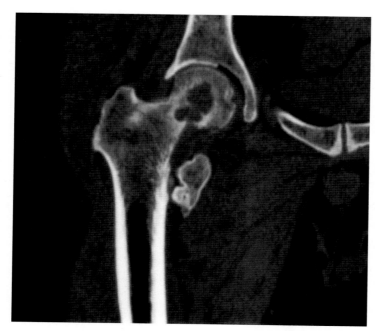

图 I-15-6　右髋关节 CT 平扫冠状面骨窗

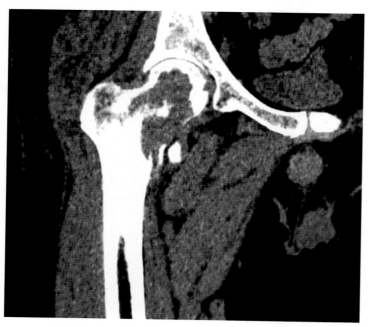

图 I-15-7　右髋关节 CT 平扫冠状面软组织窗

征象描述：病灶呈多灶性，内见点状高密度影，伴有软组织肿块；股骨小粗隆处异位骨化。

4 › 初级分析

X 线片见右股骨近端骨质破坏，密度不均匀，皮质中断，小粗隆撕脱骨折，考虑为恶性病变；CT 片见骨破坏区内多发点状钙化影，边缘硬化，残存骨嵴，病灶多发，考虑为转移性病变。

5 › 程晓光教授点评

右股骨头、颈、小粗隆骨质破坏，呈多灶性，病灶内密度不均匀，可见钙化灶，考虑为转移癌。鉴别诊断为淋巴瘤，淋巴瘤同样可表现为骨髓腔内多发病灶，但其病灶密度多较均匀。若中老年人发生股骨小粗隆的骨质破坏，首先考虑为恶性病变，以转移癌可能性大。

最终诊断

转移癌（肾透明细胞癌）。

病例 16

1 **› 病 史**

女，77岁，门诊患者。

2 **› 影像检查**

1）X线影像表现

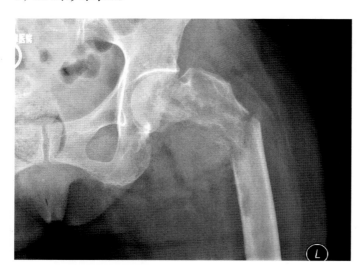

图 I -16-1　左侧股骨上段 X 线正位片

征象描述： 左股骨上段溶骨性骨质破坏，皮质中断，断端毛糙、成角畸形，骨质破坏区可见软组织肿块影。

2）CT 影像表现

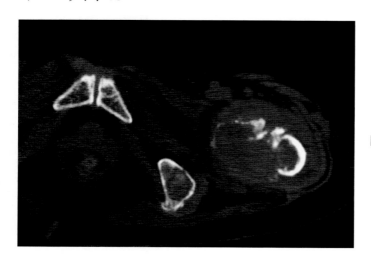

图 I -16-2　左侧股骨上段 CT 平扫横断面骨窗

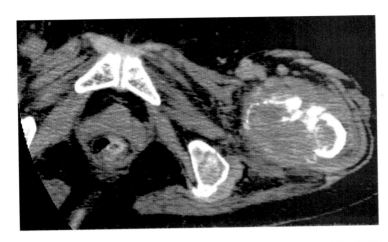

图Ⅰ-16-3　左侧股骨上段 CT 平扫横断面
软组织窗

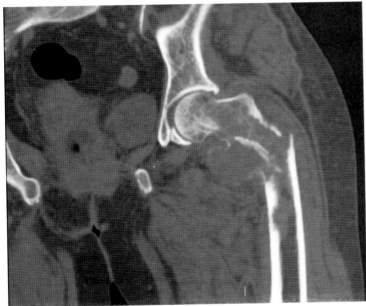

图Ⅰ-16-4　左侧股骨上段 CT 平扫冠状面
骨窗

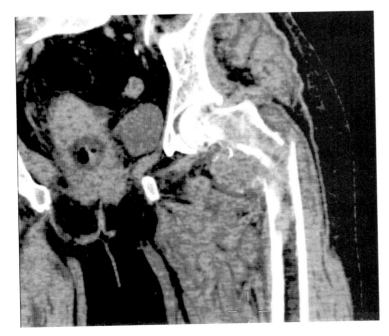

图Ⅰ-16-5　左侧股骨上段 CT 平扫冠状面
软组织窗

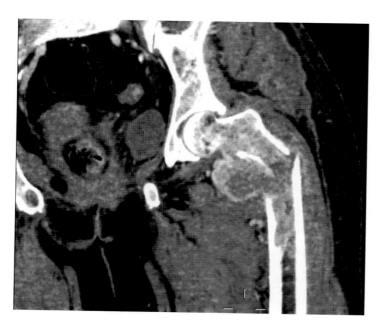

图 I-16-6 左侧股骨上段 CT 增强后冠状面软组织窗

征象描述： 左侧股骨上段、骨盆多发骨质破坏，局部皮质中断，病灶内部密度不均，伴有不规则软组织肿块影，增强后，病灶不均匀强化。

3）MRI 影像表现

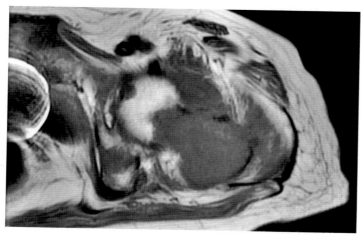

图 I-16-7 左侧股骨上段 MRI 横断面 T$_1$WI

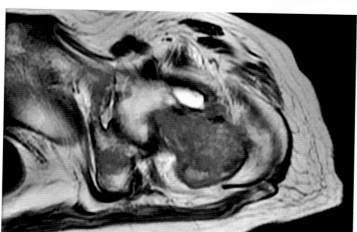

图 I-16-8 左侧股骨上段 MRI 横断面 T$_2$WI

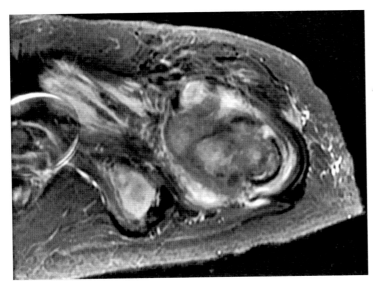

图 I -16-9 左侧股骨上段 MRI 横断面脂肪抑制 T_2WI

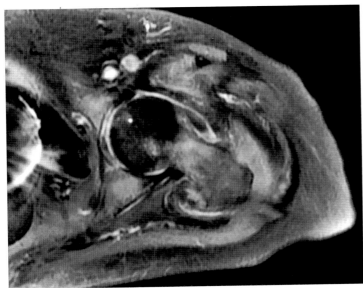

图 I -16-10 左侧股骨上段 MRI 增强后横断面脂肪抑制 T_1WI

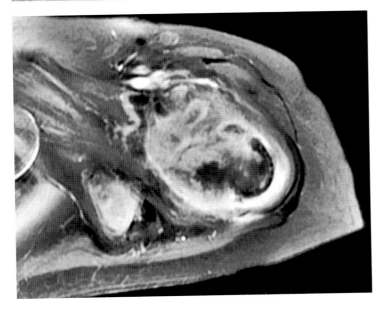

图 I -16-11 左侧股骨上段 MRI 增强后横断面脂肪抑制 T_1WI

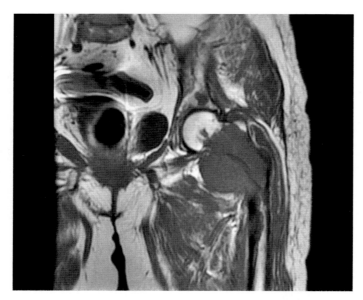

图 I -16-12　左侧股骨上段 MRI 冠状面 T_1WI

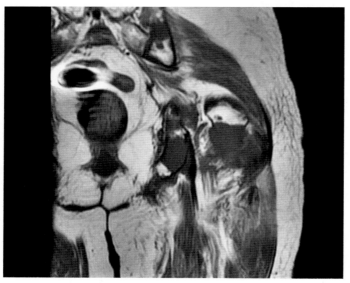

图 I -16-13　左侧股骨上段 MRI 冠状面 T_1WI

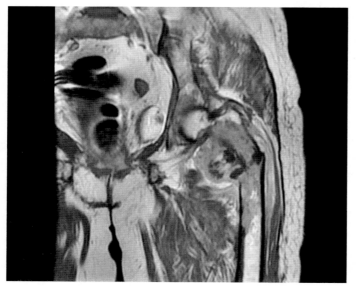

图 I -16-14　左侧股骨上段 MRI 增强后冠状面 T_1WI

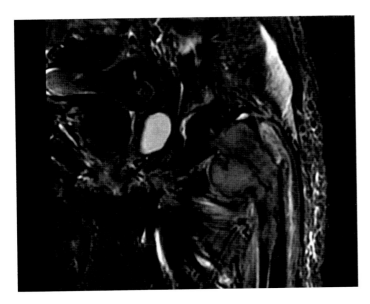

图 I -16-15　左侧股骨上段 MRI 冠状面脂肪抑制 T_2WI

征象描述：病灶呈不均匀强化，周围软组织水肿。

3 › 初级分析

X 线片见左侧股骨近端骨质破坏，边界不清，伴有病理性骨折，软组织肿块明显，考虑为恶性病变；CT 片见左股骨近端、髂骨、耻骨骨质破坏，软组织肿块明显，内见钙化或残留骨，结合年龄，首先考虑为转移癌，鉴别诊断为淋巴瘤；MRI 见病灶多发，强化明显，转移癌可能性大。

4 › 程晓光教授点评

老年患者，左侧股骨头颈、小粗隆、髋臼、耻骨等多发骨质破坏，软组织肿块明显，实质强化明显，考虑为转移癌。鉴别诊断为淋巴瘤。

最终诊断

转移癌（乳腺癌）。

病例 17

1 › **病 史**

男，28岁，左髋疼痛、活动受限1年余，跛行4个月。

2 › **体格检查**

左臀部、腹股沟明显压痛，髋关节主动活动受限。

3 › **影像检查**

MRI影像表现

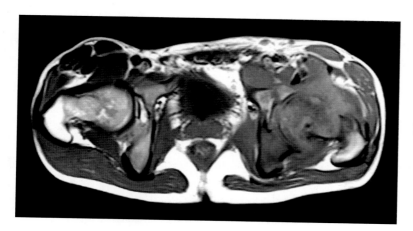

图 I-17-1　左髋关节MRI横断面 T_1WI

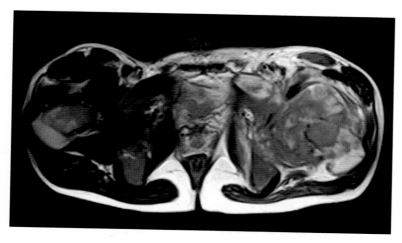

图 I-17-2　左髋关节MRI横断面 T_2WI

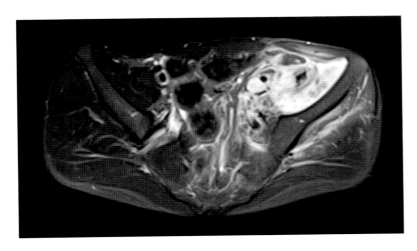

图 I-17-3　左髋关节 MRI 横断面脂肪
抑制 T_2WI

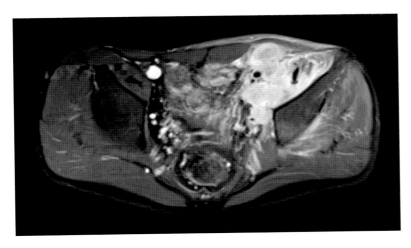

图 I-17-4　左髋关节 MRI 增强后横断
面脂肪抑制 T_1WI

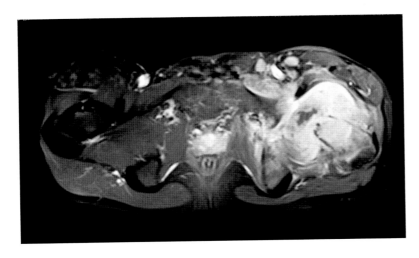

图 I-17-5　左髋关节 MRI 增强后横断
面脂肪抑制 T_1WI

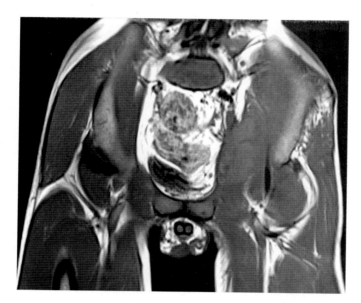

图 I -17-6　左髋关节 MRI 冠状面 T₁WI

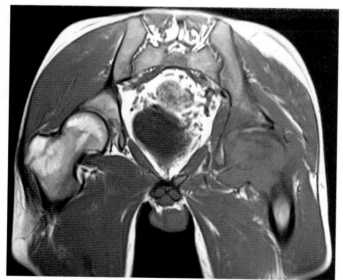

图 I -17-7　左髋关节 MRI 冠状面 T₁WI

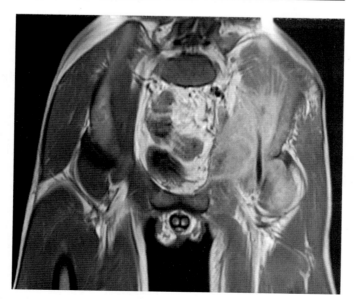

图 I -17-8　左髋关节 MRI 增强后冠状面 T₁WI

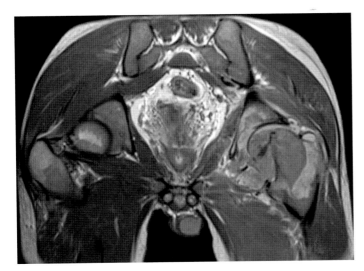

图 I-17-9　左髋关节 MRI 增强后冠状面 T$_1$WI

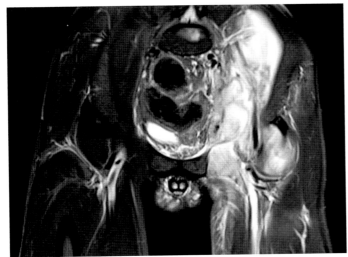

图 I-17-10　左髋关节 MRI 冠状面脂肪抑制 T$_2$WI

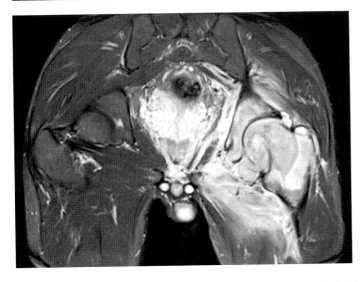

图 I-17-11　左髋关节 MRI 冠状面脂肪抑制 T$_2$WI

　　征象描述：左侧髋臼、耻骨、坐骨及股骨近端骨质破坏，并可见巨大软组织肿块，呈混杂信号，增强后不均匀强化，病变沿髂腰肌间隙向内侧方生长，累及髂腰肌、耻骨肌，部分包绕左侧髂外血管束，左侧髂外血管束周围及腹股沟可见肿大淋巴结。

4 > 初级分析

左侧股骨上端及髂骨大范围异常信号，周围水肿明显，盆腔内可见多发软组织影，增强后，呈明显强化。因病变范围较大，跨关节发展，关节间隙存在，首先考虑为感染性病变，结核可能。但左髋关节间隙未见明显狭窄，不符合结核表现。同时因病灶实性成分较多，不能除外淋巴瘤。

5 > 程晓光教授点评

股骨头病变突破皮质形成软组织块，增强后，强化明显，不支持结核性病变，结合盆腔内多发软组织块，则转移癌不能除外。综合考虑，更倾向于恶性肿瘤。

最终诊断

淋巴瘤。

病例 18

1 › **病 史**

男，5岁，右髋关节疼痛8个月，曾有发热，疼痛可自发缓解，1月前再次疼痛，并有夜间痛，盗汗。

2 › **体格检查**

跛行，查体不配合，髋关节压痛，皮温较对侧高，无红肿、破溃。

3 › **影像检查**

1）X线影像表现

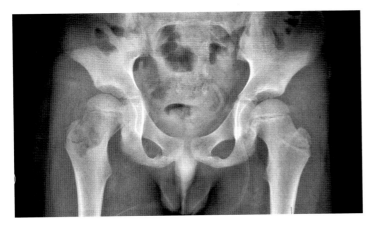

图 I-18-1 右侧股骨上段 X 线正位片

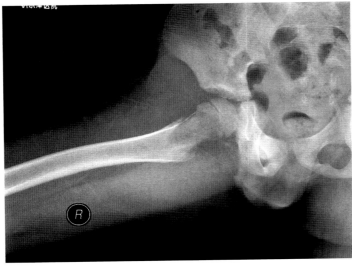

图 I-18-2 右侧股骨上段 X 线侧位片

征象描述： 右股骨颈及粗隆处溶骨性骨质破坏，边界较清，密度欠均匀。

2）CT 影像表现

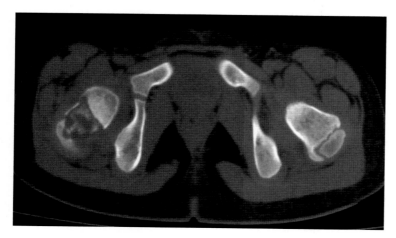

图Ⅰ-18-3　右侧股骨上段 CT 平扫横断面骨窗

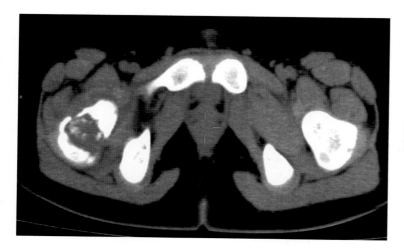

图Ⅰ-18-4　右侧股骨上段 CT 平扫横断面软组织窗

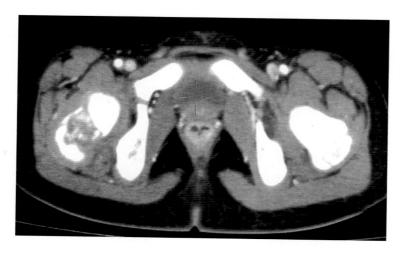

图Ⅰ-18-5　右侧股骨上段 CT 增强后横断面软组织窗

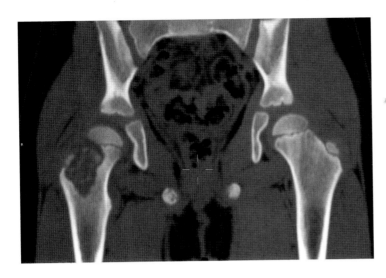

图 I -18-6　右侧股骨上段 CT 平扫冠状面骨窗

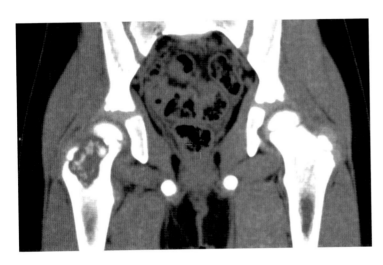

图 I -18-7　右侧股骨上段 CT 平扫冠状面软组织窗

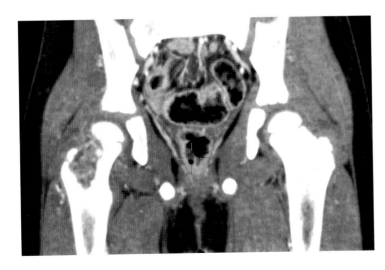

图 I -18-8　右侧股骨上段 CT 增强后冠状面软组织窗

征象描述： 病灶内见斑片状高密度影，增强后，病变呈明显不均匀强化。

4 〉 **初级分析**

右侧股骨上段溶骨破坏，其内多发片状高密度影，考虑死骨可能，不似软骨类钙化，病灶无软组织肿块形成，增强后，强化不均匀，考虑为结核性病变可能。

5 〉 **程晓光教授点评**

患儿盗汗，病变主要以股骨近端为主，周边未见明显硬化，其内多发高密度影，考虑为死骨可能，皮质外存在炎性反应。病灶内实质成分密度略低，但是并非液性密度，增强后，呈明显强化。首先考虑结核可能，以肉芽为主。但是存在不支持结核诊断的征象，主要是破坏区未形成明显冷脓肿，且实性成分过多。

最终诊断

嗜酸性肉芽肿（朗格汉斯细胞组织细胞增多症）。

病例 19

1 › **病 史**

女，2岁，右下肢跛行3个月。

2 › **体格检查**

双下肢等长，髋关节无压痛，关节活动正常。

3 › **影像检查**

1）X线影像表现

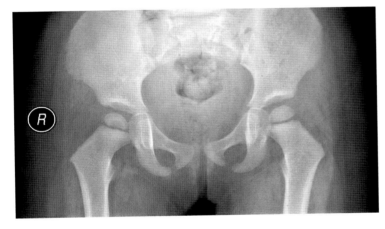

图 I -19-1　右髋关节 X 线正位片

征象描述： 右股骨头骨骺溶骨性破坏灶，边缘无明显硬化。

2）CT影像表现

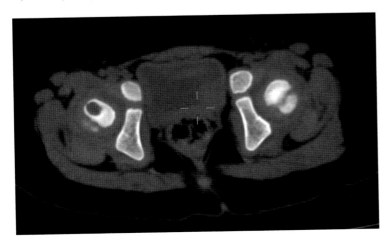

图 I -19-2　右髋关节 CT 平扫横断面骨窗

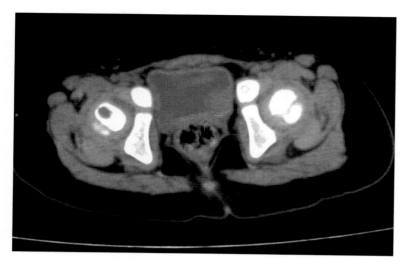

图 I -19-3　右髋关节 CT 平扫横断面软组织窗

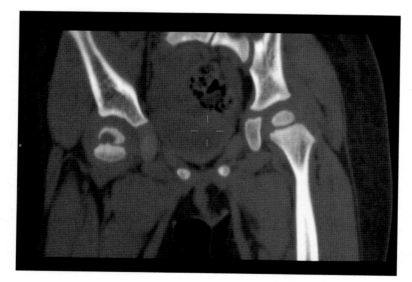

图 I -19-4　右髋关节 CT 平扫冠状面骨窗

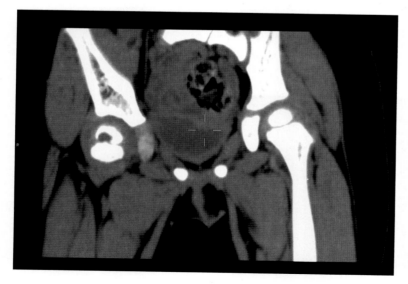

图 I -19-5　右髋关节 CT 平扫冠状面软组织窗

征象描述：病灶呈类圆形，边界清晰，密度较均匀，周围软组织肿胀。

3）MRI 影像表现

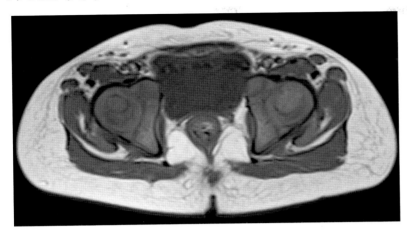

图 I -19-6　右髋关节 MRI 横断面 T₁WI

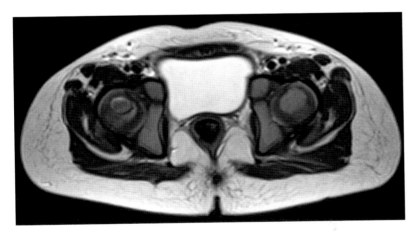

图 I -19-7　右髋关节 MRI 横断面 T₂WI

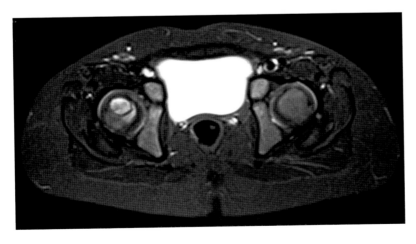

图 I -19-8　右髋关节 MRI 横断面脂肪抑制 T₂WI

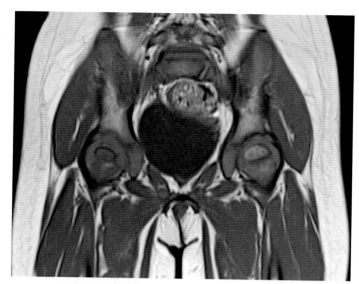

图 Ⅰ -19-9　右髋关节 MRI 冠状面 T_1WI

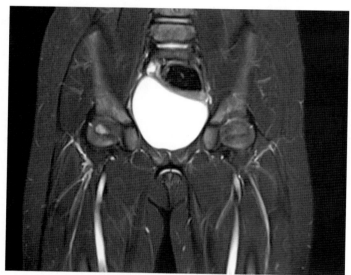

图 Ⅰ -19-10　右髋关节 MRI 冠状面脂肪抑制 T_2WI

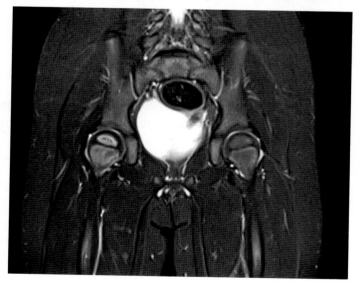

图 Ⅰ -19-11　右髋关节 MRI 冠状面脂肪抑制 T_2WI

征象描述： 病灶局限，信号混杂，边缘呈 T_2WI 高信号，周围骨髓水肿，髋关节积液。

4 › **初级分析**

右侧股骨头骨骺溶骨性破坏灶，边界清晰，内无钙化，干骺端略受累，考虑为软骨母细胞瘤或者结核可能。

5 › **程晓光教授点评**

病灶边缘类炎性反应，其内密度较低，干骺端受累，首先考虑为结核，但是不能除外嗜酸性肉芽肿，因核磁信号不似软骨信号，未见明显软骨小叶，且病变突破骺板，因此不考虑软骨母细胞瘤。

最终诊断

嗜酸性肉芽肿（朗格汉斯细胞组织细胞增多症）。

病例 20

1 **病 史**

男，7岁，左大腿踢伤、膝关节疼痛伴进行性加重3个月。

2 **体格检查**

患儿强迫体位，左髋关节肿胀，局部皮温略高，压痛明显。

3 **影像检查**

1）X线影像表现

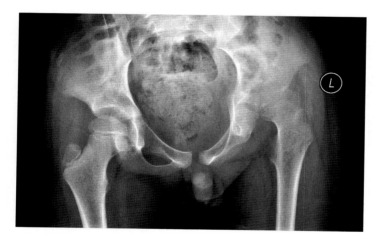

图Ⅰ-20-1　左髋关节X线正位片

征象描述：左髋关节构成骨骨质疏松、关节面模糊、间隙变窄，股骨近端向外上移位，关节肿胀。

2）CT影像表现

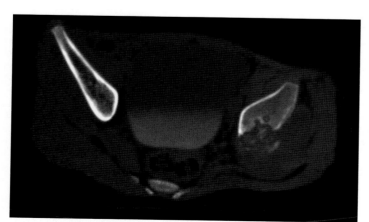

图Ⅰ-20-2　左髋关节CT平扫横断面骨窗

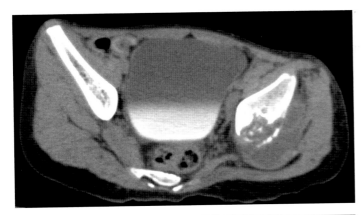

图Ⅰ-20-3　左髋关节 CT 平扫横断面软组织窗

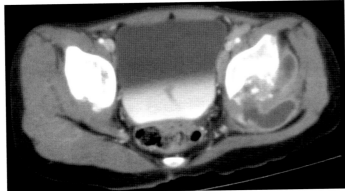

图Ⅰ-20-4　左髋关节 CT 增强后横断面软组织窗

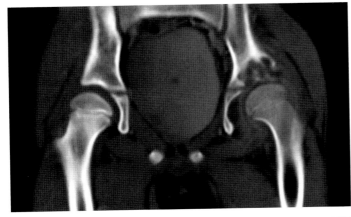

图Ⅰ-20-5　左髋关节 CT 平扫冠状面骨窗

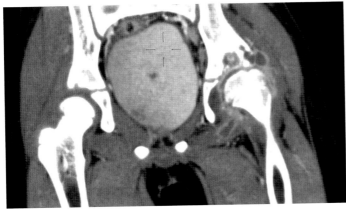

图Ⅰ-20-6　左髋关节 CT 增强后冠状面软组织窗

征象描述： 左侧髋臼多灶性破坏，可见多发点状高密度，关节滑膜增生、积液，增强后，滑膜强化。

3）MRI 影像表现

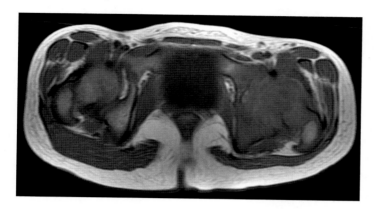

图 I -20-7　左髋关节 MRI 横断面 T_1WI

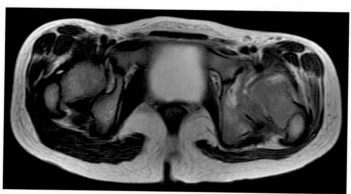

图 I -20-8　左髋关节 MRI 横断面 T_2WI

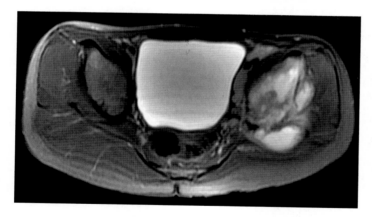

图 I -20-9　左髋关节 MRI 横断面脂肪抑制 T_2WI

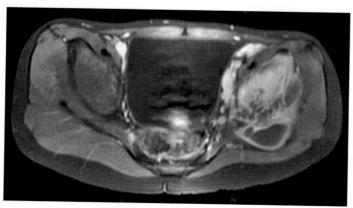

图 I -20-10　左髋关节 MRI 增强后横断面脂肪抑制 T_1WI

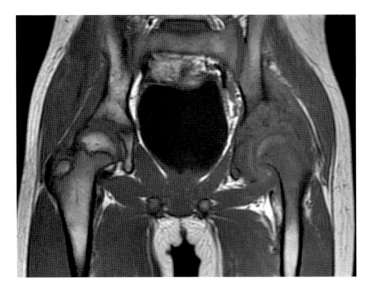

图Ⅰ-20-11　左髋关节MRI冠状面T$_1$WI

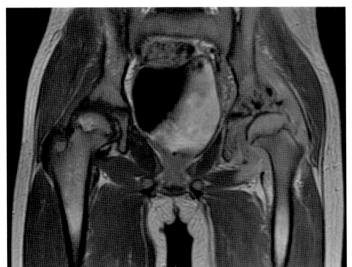

图Ⅰ-20-12　左髋关节MRI增强后冠状面T$_1$WI

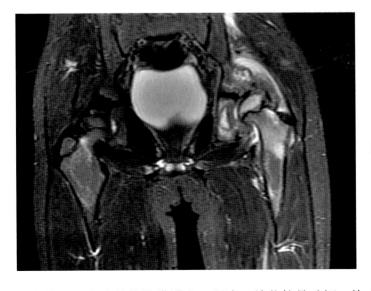

图Ⅰ-20-13　左髋关节MRI冠状面脂肪抑制T$_2$WI

征象描述：左髋关节滑膜增生、积液，关节软骨破坏，构成骨及周围组织水肿。

4 › **初级分析**

　　男童，7岁，X线片见左髋关节脱位，髋臼模糊不清，左股骨骨质密度减低，提示骨质疏松；CT片见左髋臼多发骨质破坏，伴有多发钙化或死骨形成，髋臼边缘见较连续的骨膜反应，股骨头骨骺形态欠光整，周围软组织肿胀，多发包裹性液性密度影，增强后，囊壁明显强化；MRI所见与之一致，关节构成骨水肿。考虑为炎性病变，结核可能。

5 › **程晓光教授点评**

　　X线片示患儿强迫体位，骨盆双侧不对称，左髋关节明显脱位，骨质疏松；CT骨窗示髋臼明显破坏，破坏区域死骨形成，可见骨膜反应，股骨头形态不规整，软组织窗示髋臼周围软组织肿胀并脓肿形成，髋关节积液，考虑为感染性病变，增强后，可见脓肿边缘环形强化，其形态、位置多变，考虑为"冷脓肿"，符合结核性关节炎改变。MRI示股骨近端受累、水肿，关节面、关节软骨形态不佳，脓肿形成，可以确定该病例为感染性病变，倾向为结核性关节炎。鉴别诊断：①化脓性关节炎，一般病史急、病情重，实验室检查表现为白细胞明显增高，影像上较少出现"砂粒样"死骨；②软骨母细胞瘤，可发生于髋臼及股骨头，周围组织呈反应性改变，但不会跨关节破坏股骨头软骨；③嗜酸性肉芽肿，同样不会同时累及股骨头。

最终诊断

　　结核性关节炎。

病例 21

1 › **病 史**

男，46 岁，左下肢骨折术后 4 个月，门诊患者。

2 › **影像检查**

CT 影像表现

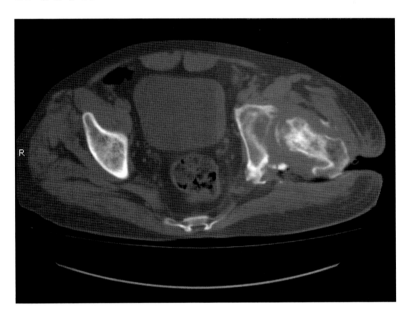

图 I -21-1　左髋关节 CT 平扫横断面骨窗

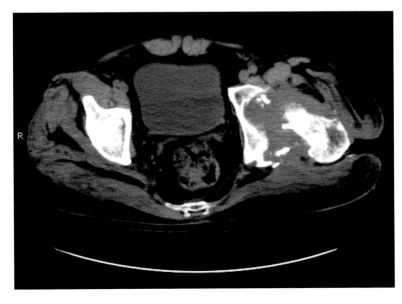

图 I -21-2　左髋关节 CT 平扫横断面软组织窗

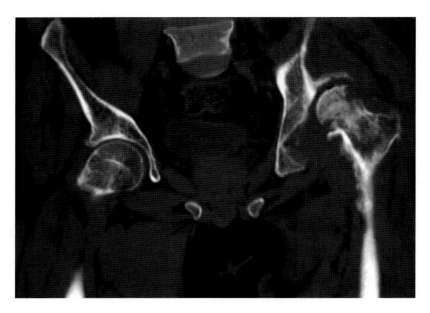

图 I -21-3　左髋关节 CT 平扫冠状面
骨窗

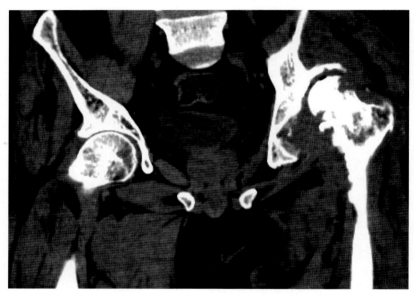

图 I -21-4　左髋关节 CT 平扫冠状面
软组织窗

征象描述： 左髋关节骨质破坏、疏松，见多发点状高密度，关节积液，周围软组织肿胀，股骨向外上移位。

3 › 初级分析

中年男性，下肢术后，左髋关节半脱位表现，股骨近端向外上方移位。股骨近端明显骨质破坏，关节肿胀，可见窦道形成，周围见多发点状钙化，死骨？考虑为感染病变，化脓性关节炎、慢性骨髓炎可能，结核待除外。患者虽有骨质疏松，但可能是制动造成，未必是疾病本身所致。

4 › 程晓光教授点评

左股骨头脱位，假关节形成，股骨头骨质破坏，关节腔内可见大量积液以及多发高密度影，并可见窦道形成，考虑为感染病变，化脓性关节炎可能性大，病史较长者亦不能除外结核性关节炎，需要结合临床病史、化验结果以综合诊断。

最终诊断

化脓性关节炎（耐药金黄色葡萄球菌感染）。

病例 22

1 › 病 史

女，32岁，门诊患者。

2 › 影像检查

1）X线影像表现

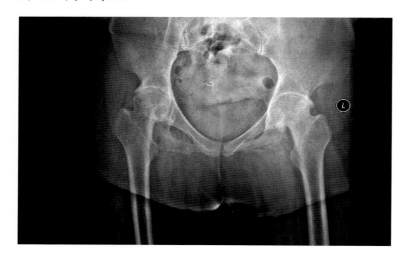

图 I -22-1　双髋关节 X 线正位片

征象描述： 双髋关节骨质疏松，诸骨边缘硬化，关节面毛糙，关节间隙变窄。

2）CT影像表现

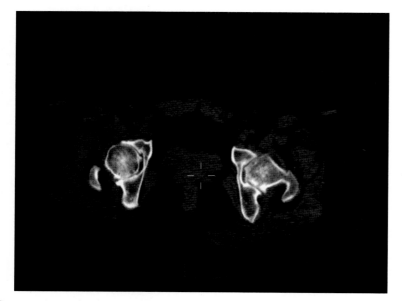

图 I -22-2　双髋关节 CT 平扫横断面骨窗

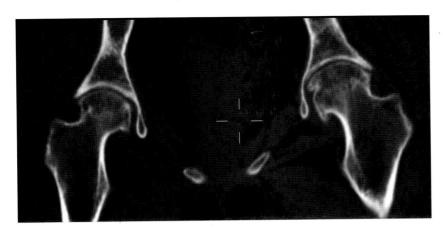

图 I-22-3 双髋关节 CT 平扫冠状面骨窗

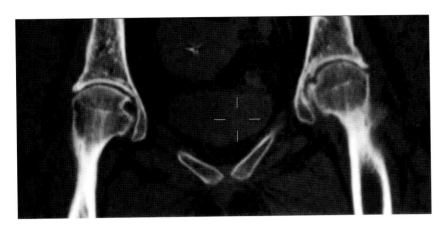

图 I-22-4 双髋关节 CT 平扫冠状面骨窗

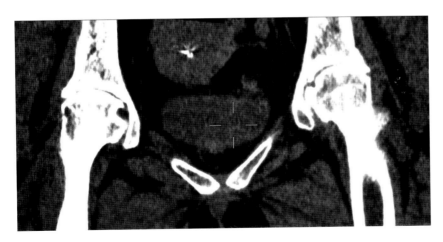

图 I-22-5 双髋关节 CT 平扫冠状面软组织窗

征象描述： 双髋关节间隙向心性狭窄，诸骨增生，未见明显积液。

3 › 初级分析

双髋关节增生硬化，骨质密度减低，与年龄不吻合，考虑为全身风湿免疫性疾病。

4 › 程晓光教授点评

双髋关节增生硬化，骨质密度减低，据影像可考虑骨性关节炎，但与患者年龄不符，需要完善相关病史。

最终诊断

类风湿关节炎。

病例 23

1 › 病 史

男，49 岁，双髋关节疼痛 10 年，加重伴活动受限 2 年。

2 › 体格检查

双髋关节短缩、屈曲畸形，严重活动受限。

3 › 影像检查

1）X 线影像表现

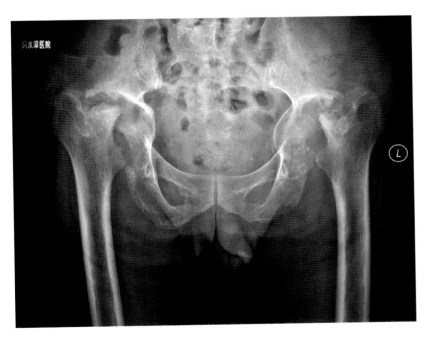

图 I-23-1　双髋关节 X 线正位片

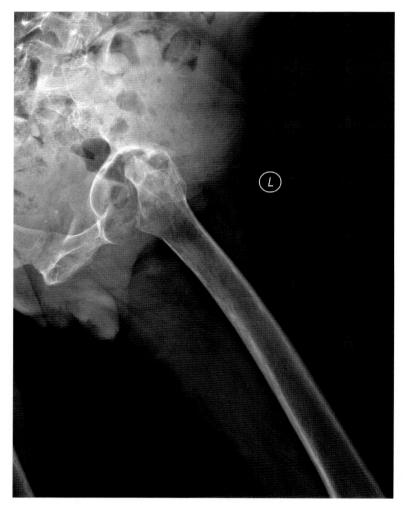

图 I -23-2　左髋关节 X 线侧位片

征象描述：骨质疏松；双侧股骨近端骨质吸收，髋臼窝加深。

2）CT 影像表现

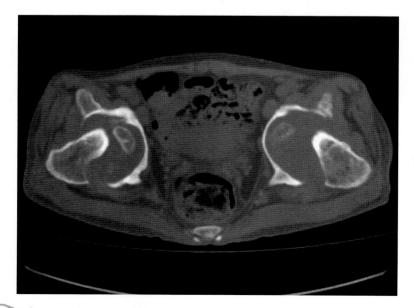

图 I -23-3　双髋关节 CT 平扫横断面骨窗

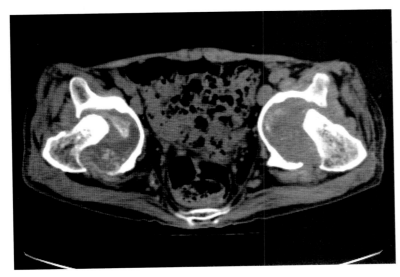

图Ⅰ-23-4 双髋关节CT平扫横断面软组织窗

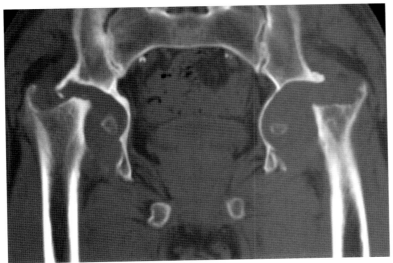

图Ⅰ-23-5 双髋关节CT平扫冠状面骨窗

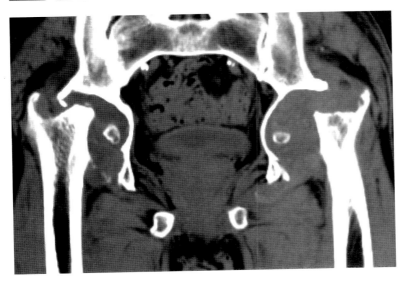

图Ⅰ-23-6 双髋关节CT平扫冠状面软组织窗

征象描述： 双侧股骨头、股骨颈骨质吸收、变形、碎裂，关节囊肿胀，关节面不光整，关节周围骨赘形成，股骨向外上移位。

④ 初级分析

中年男性，慢性病程，X线片见骨质疏松，双髋关节对称性骨质破坏，股骨头、颈骨质缺如，股骨近端向外上方移位，髋臼窝加深，髋臼边缘骨质增生硬化；CT片见双髋关节积液，内多发点状高密度影，钙化？死骨？其关节腔内液体不似脓液。首先考虑为全身性炎性关节病，对称性累及关节，类风湿性关节炎较可能，但中年男性并非类风湿关节炎的好发人群。鉴别诊断为结核，结核表现为对称性发病的情况比较少见。

⑤ 程晓光教授点评

X线片见明显骨质疏松，双侧股骨头颈分离、消失，残存股骨头位于内下方，右侧骶髂关节模糊，左侧尚正常；CT片见双侧股骨残端骨质硬化，关节腔内充满液体，并有多发高密度影。本例患者关节疼痛，因此不考虑夏科关节，可考虑类风湿性关节炎，只是类风湿性关节炎较少出现如此严重的骨质破坏。

最终诊断

类风湿性关节炎（临床综合诊断）。

病例 24

1 › **病 史**

男，29 岁，多关节肿痛 7 年，加重 1 个月余。

2 › **体格检查**

多关节肿胀、压痛、活动受限。

3 › **影像检查**

1）X 线影像表现

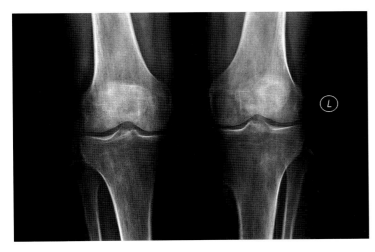

图 I -24-1　双膝关节 X 线正位片

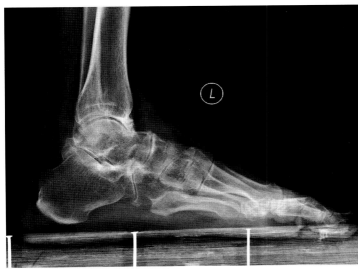

图 I -24-2　左足踝 X 线侧位片

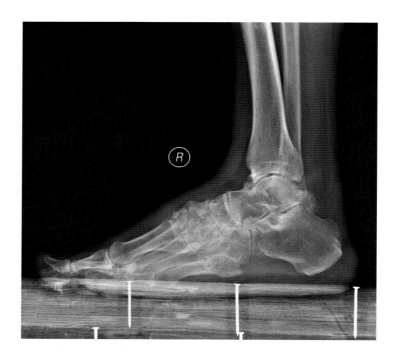

图Ⅰ-24-3　右足踝X线侧位片

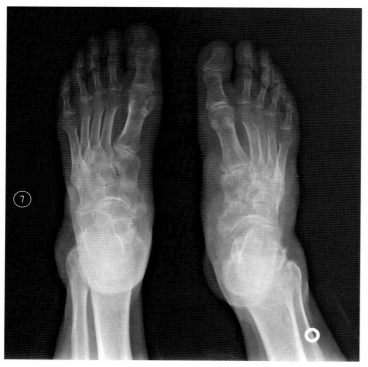

图Ⅰ-24-4　双足X线正位片

征象描述：多关节可见软组织肿胀、高密度团块影。

2）CT 影像表现

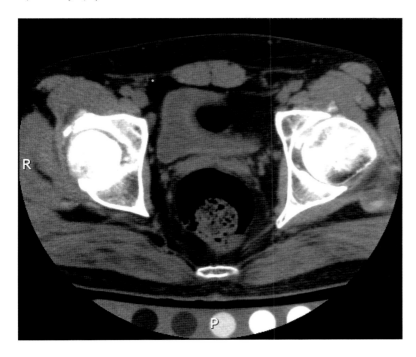

图 I-24-5　双髋关节 CT 平扫横断面软组织窗

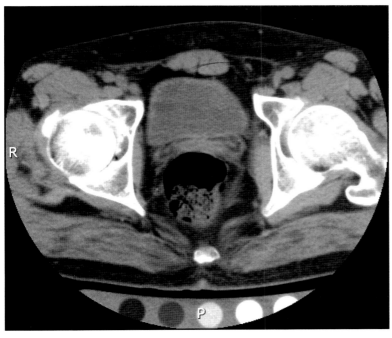

图 I-24-6　双髋关节 CT 平扫横断面软组织窗

征象描述：双髋关节内外可见多发斑片状致密影。

4 ▸ **初级分析**

青年男性，慢性病程，双侧膝关节、踝关节、足部关节周围骨质略疏松，软组织肿胀，双髋、右膝关节外侧、左膝关节内侧、左足背部及足跟等多处软组织内可见团块样高密度影，左足第 1 跖骨远端局限性骨质破坏，双足舟骨见明显骨质破坏，周围软组织明显肿胀。综合上述，首先考虑为痛风性关节炎。

5 › **程晓光教授点评**

　　诊断炎性关节病必须要结合临床。此患者双膝、足、踝关节均有骨质疏松，膝关节周围软组织肿块，密度增高，髌下脂肪垫密度增高，踝关节骨质增生明显，软组织肿胀，左足第 1 跖骨远端骨质破坏，双髋关节散在高密度影。青年男性患者，多关节受累，首先需考虑为痛风性关节炎，不符合之处是双足第 1 跖趾关节骨质破坏相对不严重，需进一步检查尿酸水平。

最终诊断

　　痛风性关节炎。

病例 25

1 **›** **病　史**

男，75 岁，右足跟破溃流脓不愈合 6 个月，发现左髋疼痛、活动受限。

2 **›** **体格检查**

左髋肿胀、压痛。

3 **›** **影像检查**

1）X 线影像表现

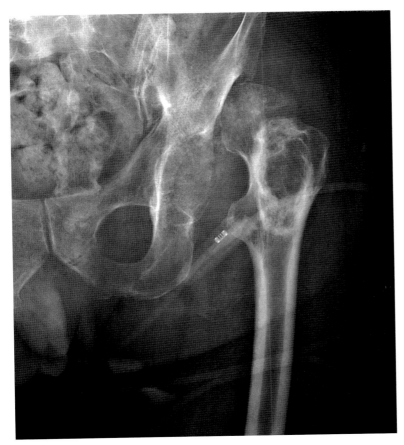

图 I-25-1　左髋关节 X 线正位片

征象描述： 左股骨近端骨质破坏，边缘硬化，左髋关节外上脱位。

2）CT 影像表现

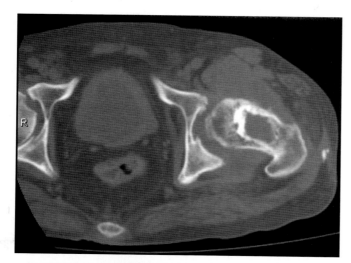

图Ⅰ-25-2　左髋关节 CT 平扫横断面骨窗

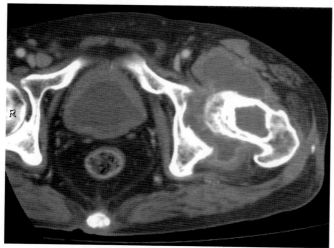

图Ⅰ-25-3　左髋关节 CT 增强后横断面软组织窗

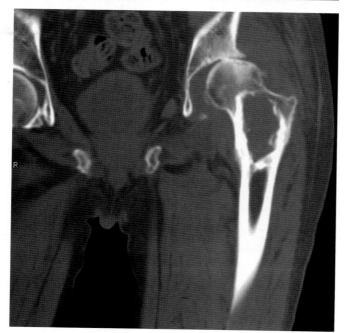

图Ⅰ-25-4　左髋关节 CT 平扫冠状面骨窗

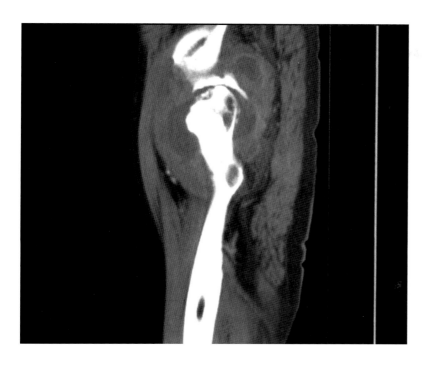

图 I -25-5　左髋关节 CT 增强后矢状面软组织窗

征象描述：左股骨颈内地图样溶骨性病变，边界清楚，硬化，无明显增强，周围大量液体密度，囊壁强化，左髋关节半脱位。

3）MRI 影像表现

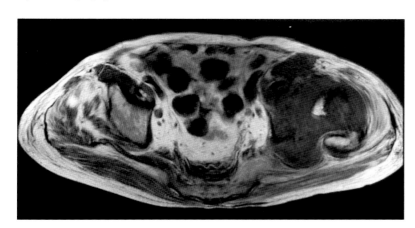

图 I -25-6　左髋关节 MRI 横断面 T$_1$WI

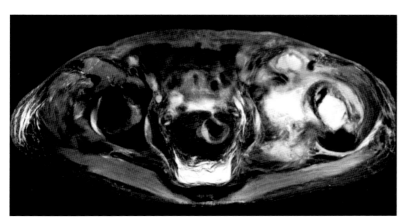

图 I -25-7　左髋关节 MRI 横断面脂肪抑制 T$_2$WI

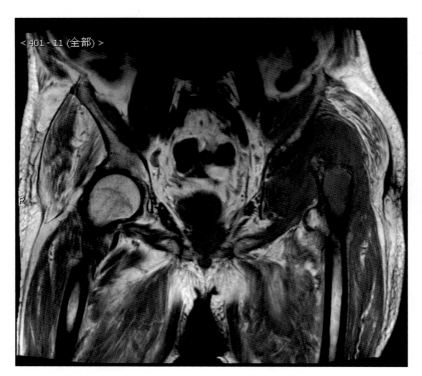

图 I -25-8　左髋关节 MRI 冠状面 T_1WI

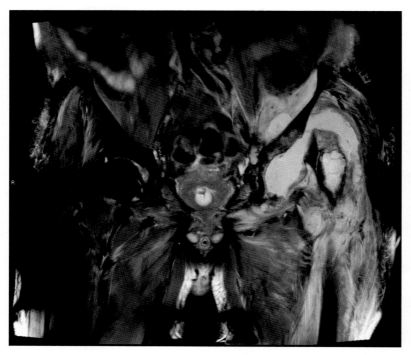

图 I -25-9　左髋关节 MRI 冠状面脂肪抑制 T_2WI

征象描述： 左股骨转子间区囊性病灶，关节滑膜增生，关节积液，周围软组织萎缩、水肿，髋臼骨髓水肿，左髋关节脱位。

4 ▸ **初级分析**

左股骨粗隆间骨质破坏区，周缘明显硬化，边界清晰，其内密度均匀；股骨头骨质破坏；关节滑膜增厚，腔内大量积液，并可见多发点状、砂砾状高密度影；左髋关节脱位，股骨头向左上方移位；髋关节周围软组织肿胀。增强后，病灶呈环形强化。结合流脓病史，考虑为良性病变，化脓性关节炎？关节结核？

5 〉 程晓光教授点评

　　患者存在流脓病史，左股骨粗隆区骨质破坏，伴明显硬化，股骨头骨质破坏，邻近可见多发点状高密度影，关节囊内大量积液，CT增强呈环形强化，可能是积脓。病史提供的足跟流脓，提示血源性感染。MRI显示关节周围大范围水肿。考虑为炎症病变，需要进一步化验以区分化脓性感染、结核，此病例骨质疏松不明显，不支持结核性关节炎诊断。

最终诊断

化脓性关节炎（金黄色葡萄球菌感染）。

II
膝 关 节

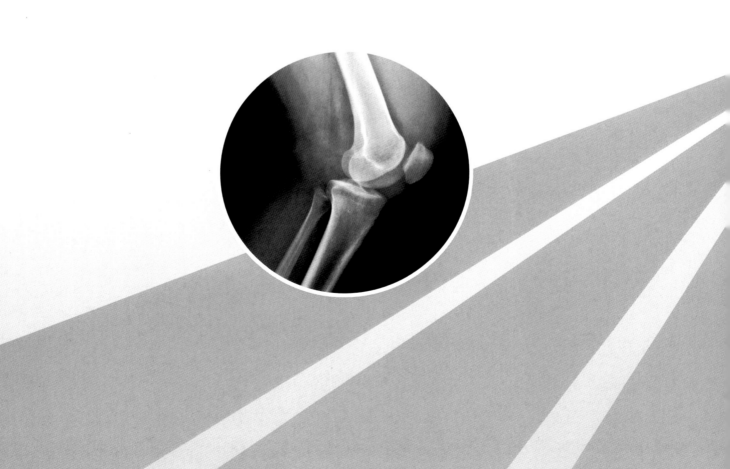

病 例 1

1 › **病 史**

男，29 岁，左膝疼痛 5 个月，加重伴活动受限 8 天。

2 › **体格检查**

关节活动受限，局部压痛。

3 › **影像检查**

1）X 线影像表现

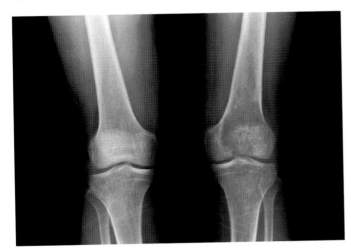

图Ⅱ-1-1　左膝关节 X 线正位片

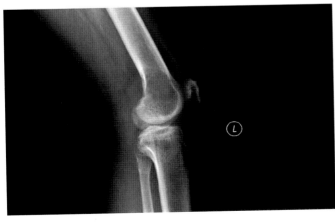

图Ⅱ-1-2　左膝关节 X 线侧位片

征象描述： 左股骨骨端囊状低密度区，其长轴与骨纵轴一致，边界清晰，无明显硬化边或骨膜反应，其内密度均匀，周围软组织影未见明显异常。

2）CT 影像表现

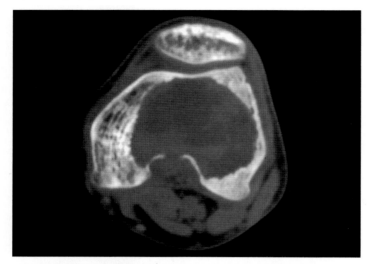

图Ⅱ-1-3　左膝关节 CT 平扫横断面骨窗

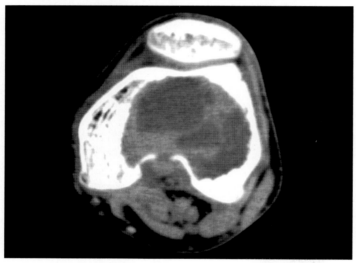

图Ⅱ-1-4　左膝关节 CT 平扫横断面软组织窗

征象描述：病灶形态不规则，边界清晰，后方皮质局部欠连续，内部密度不均匀，可见分隔及液平。

3）MRI 影像表现

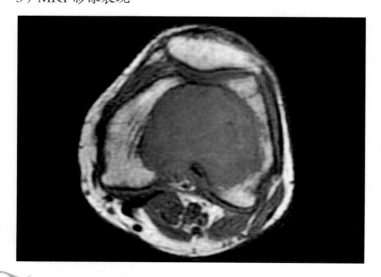

图Ⅱ-1-5　左膝关节 MRI 横断面 T_1WI

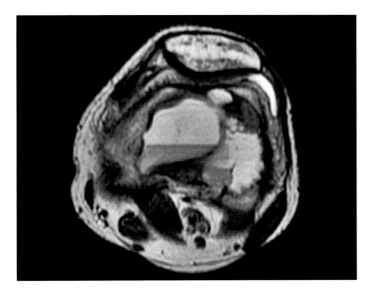

图 Ⅱ-1-6　左膝关节 MRI 横断面 T$_2$WI

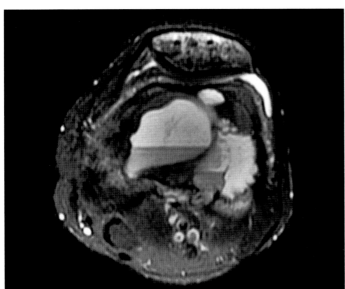

图 Ⅱ-1-7　左膝关节 MRI 横断面脂肪抑制 T$_2$WI

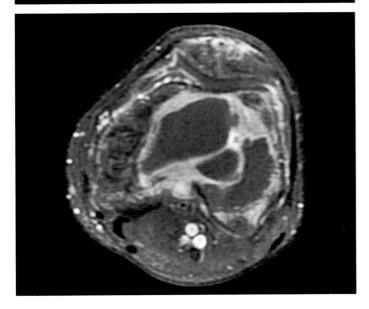

图 Ⅱ-1-8　左膝关节 MRI 增强后横断面脂肪抑制 T$_1$WI

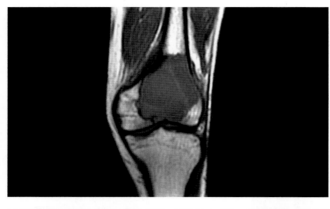

图Ⅱ-1-9　左膝关节 MRI 冠状面 T_1WI

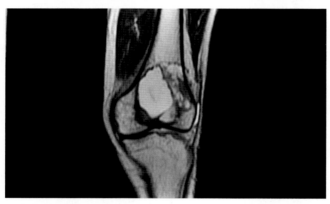

图Ⅱ-1-10　左膝关节 MRI 冠状面 T_2WI

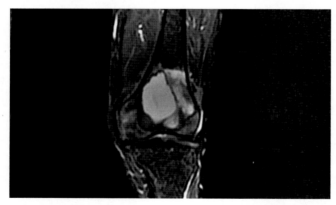

图Ⅱ-1-11　左膝关节 MRI 冠状面脂肪抑制 T_2WI

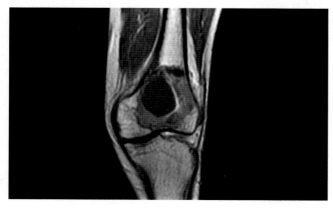

图Ⅱ-1-12　左膝关节 MRI 增强后冠状面 T_1WI

征象描述：病变内信号混杂，T_1WI 以低信号为主，T_2WI 呈混杂高信号，并见局灶性低信号区，其内可见分隔、大小不等的液-液平面，注入造影剂后，分隔强化。

4 **› 初级分析**

　　患者为青年男性，X线片：左股骨远端髓腔内囊状骨质破坏区，边界清晰，似可见硬化边，病变区骨皮质完整；CT片：病变主体位于股骨内髁，略呈膨胀性改变，病变后缘骨皮质变薄，局部皮质破坏消失伴突出的软组织肿块，病变区内密度不均，可见液-液平面，未见矿化密度。CT增强显示为囊实性病变，实性部分明显强化，液-液平面观察更清晰（可参看视频）。结合病史、年龄及部位，综合考虑为骨巨细胞瘤并发动脉瘤样骨囊肿（ABC）可能大，恶性病变继发ABC、毛细血管扩张型骨肉瘤待除外；MRI：囊实性病变，混杂信号，伴有软组织肿块，但周围水肿不明显，符合骨巨细胞瘤合并ABC。

5 **› 程晓光教授点评**

　　成年男性，病变位于股骨下侧骨端区域，略膨胀，边缘较清晰，可见软组织肿块，CT示病变内存在囊变区，残留实性部分明显强化，MRI显示病变内存在液-液平面，均支持骨巨细胞瘤的诊断。虽然存在少量软组织突破了骨皮质，但综合CT、MRI图像，首先还是考虑骨巨细胞瘤合并动脉瘤样骨囊肿。其他医师提出了需要与毛细血管扩张型骨肉瘤进行鉴别，毛细血管扩张型骨肉瘤都是残留的囊壁，实性部分较多，此例诊断毛细血管扩张型骨肉瘤的可能性不大。发生于骨端的肿瘤能够表现出明显强化的，以骨巨细胞瘤为最常见，其次是血管类病变。

最终诊断

　　骨巨细胞瘤合并动脉瘤样骨囊肿。

病例 2

1 › 病 史

女，41岁，3个月前因外伤摄 MRI 片，发现左大腿远端肿物，无疼痛。

2 › 体格检查

左大腿后内侧包块，质韧、界清、光滑、活动度好。

3 › 影像检查

1）X 线影像表现

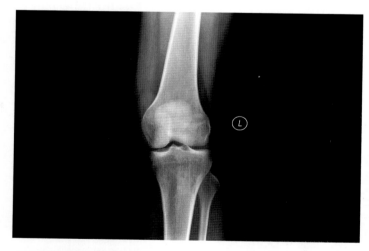

图Ⅱ-2-1 左膝关节 X 线正位片

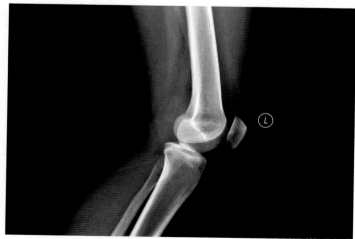

图Ⅱ-2-2 左膝关节 X 线侧位片

征象描述： 左侧股骨内侧髁旁软组织肿块，边界清楚，密度均匀。

2）CT 影像表现

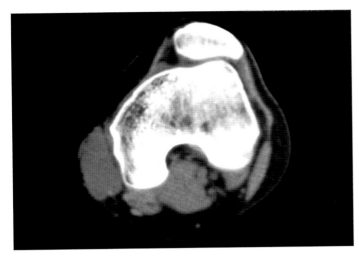

图Ⅱ-2-3　左膝关节 CT 平扫横断面软组织窗

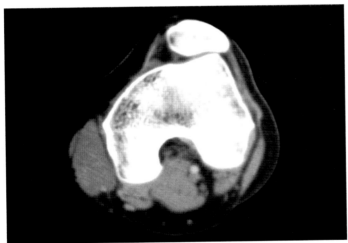

图Ⅱ-2-4　左膝关节 CT 增强后横断面软组织窗

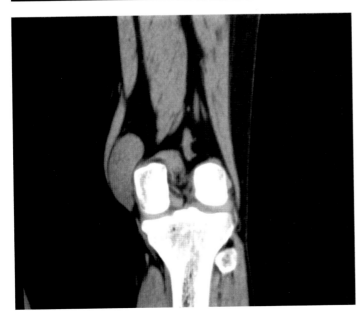

图Ⅱ-2-5　左膝关节 CT 平扫冠状面软组织窗

征象描述：软组织肿块内部密度较均匀，边界清晰，强化不明显。

3）MRI 影像表现

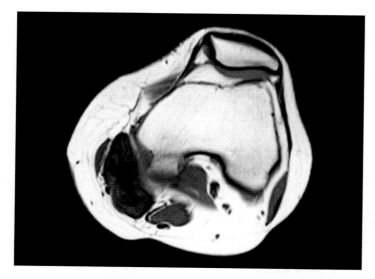

图Ⅱ-2-6　左膝关节 MRI 横断面 T$_1$WI

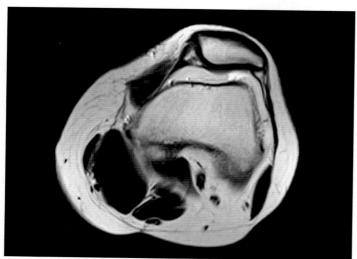

图Ⅱ-2-7　左膝关节 MRI 横断面 T$_2$WI

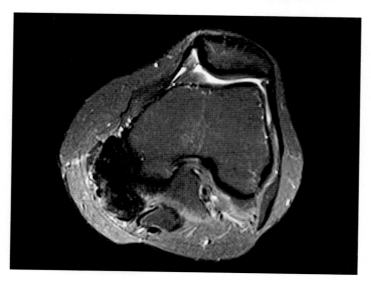

图Ⅱ-2-8　左膝关节 MRI 横断面脂肪抑制 T$_2$WI

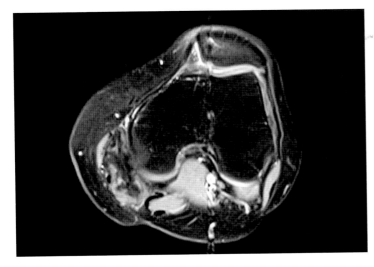

图 II-2-9　左膝关节 MRI 增强后横断面脂肪抑制 T_1WI

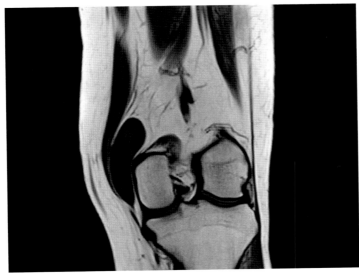

图 II-2-10　左膝关节 MRI 冠状面 T_1WI

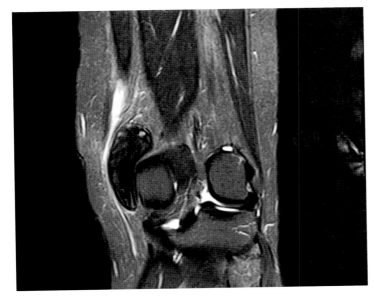

图 II-2-11　左膝关节 MRI 冠状面脂肪抑制 T_2WI

征象描述： 软组织肿块内可见多发条索状各序列低信号，增强后，边缘略强化。

4 › 初级分析

　　患者女性，X 线片见左股骨内髁旁软组织肿块，边界清楚，邻近骨质未见明显异常；CT 片见左股骨内髁旁软组织肿块，密度与肌肉相仿，与关节囊关系密切，无骨质破坏，无骨膜反应，强化程度低于正常肌肉，考虑为良性病变，结合病史，考虑以下可能：血肿、骨化性肌炎、腱鞘巨细胞瘤；MRI：长 T_1 短 T_2 信号，压脂低信号，说明存在含铁血黄素沉积，邻近骨髓未见异常信号，未见明显强化，考虑为腱鞘滑膜巨细胞瘤。

5 › 程晓光教授点评

　　患者女性，X 线片示左股骨内髁软组织肿块，边界清楚，邻近骨质未见明显异常；CT 片示肿块位于大腿内后方，与肌肉关系密切，强化不明显，滑膜肉瘤不能除外；MRI 示肿块在 T_1WI、T_2WI 及压脂序列均可见低信号，提示存在含铁血黄素沉积可能，因此考虑腱鞘滑膜巨细胞瘤、滑膜肉瘤可能，影像不支持血肿诊断。

最终诊断

　　腱鞘纤维瘤（单凭细胞学酷似韧带样纤维瘤病，但瘤组织界限较清，因此考虑本病）。

病例 3

1 › 病 史

男，12岁，摔伤后4月余，现左股骨肿痛，夜间疼痛加重。

2 › 体格检查

左膝屈曲畸形、腿部肌肉萎缩。

3 › 影像检查

1）X线影像表现

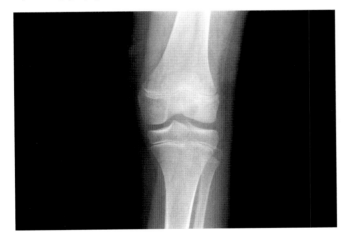

图Ⅱ-3-1　左膝关节X线正位片

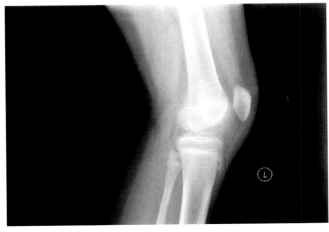

图Ⅱ-3-2　左膝关节X线侧位片

征象描述：左股骨远端骨骺内见类椭圆形密度减低区，边界清晰，有硬化边，皮质连续，其内密度欠均匀。

2）CT 影像表现

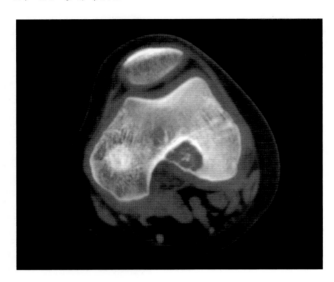

图Ⅱ-3-3　左膝关节 CT 平扫横断面骨窗

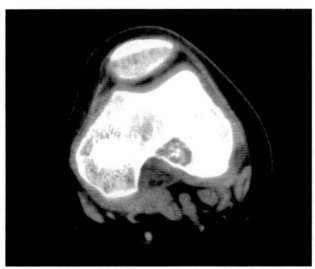

图Ⅱ-3-4　左膝关节 CT 平扫横断面软组织窗

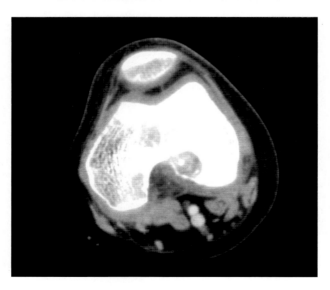

图Ⅱ-3-5　左膝关节 CT 增强后横断面软组织窗

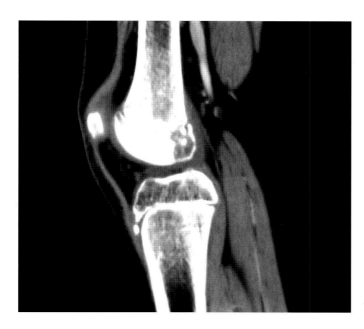

图 Ⅱ-3-6　左膝关节 CT 增强后矢状面软组织窗

征象描述： 左股骨骨骺内类圆形骨破坏，周围骨皮质连续，内见多发点状钙化灶，增强后病灶呈不均匀轻度强化。

3）MRI 影像表现

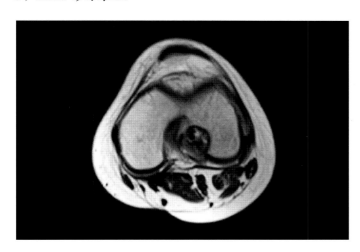

图 Ⅱ-3-7　左膝关节 MRI 横断面 T$_1$WI

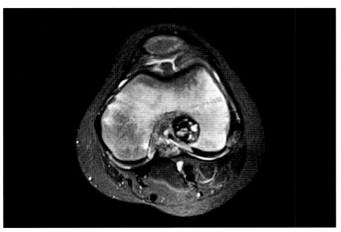

图 Ⅱ-3-8　左膝关节 MRI 横断面脂肪抑制 T$_2$WI

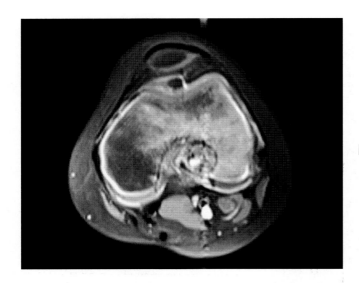

图Ⅱ-3-9　左膝关节MRI增强后横断面脂肪抑制T₁WI

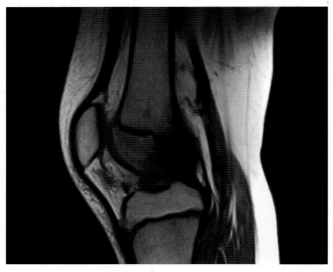

图Ⅱ-3-10　左膝关节MRI矢状面T₁WI

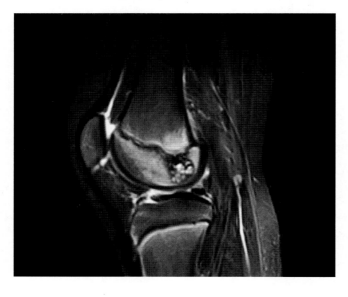

图Ⅱ-3-11　左膝关节MRI矢状面脂肪抑制T₂WI

征象描述： 破坏灶内信号不均，T₂像显示一团团有分隔的"湖"样高信号区，呈不均匀轻度强化。

4 **› 初级分析**

患者为青少年，X 线片见左股骨外髁近关节面下小圆形骨质密度减低区，边界不清，病变未突破关节面，结合病变发生部位及年龄，首先考虑软骨母细胞瘤，或者嗜酸性肉芽肿；CT 片见病变位于股骨外髁偏内侧，略呈膨胀性，边缘清晰，内缘骨皮质变薄，其内密度不均，可见点状高密度影，符合软骨母细胞瘤；MRI：病变位于骨骺端，信号混杂，周围骨髓水肿，MRI 增强显示为斑片状及环形强化。综合平片、CT、MRI 表现，考虑软骨母细胞瘤可能大。

5 **› 程晓光教授点评**

病例比较典型，患者为儿童，病变发生于股骨外侧髁，发生在儿童骨骺的病变，首先考虑的就是软骨母细胞瘤。本例的 X 线、CT、MRI 表现都是比较典型的软骨母细胞瘤影像学特点。X 线片、CT 见病灶为溶骨性破坏，内部多发钙化点，边缘硬化，边界清晰；MRI 显示病变内信号混杂，有钙化灶，边缘硬化，伴有明显的周围组织水肿，局部有强化。无需同其他疾病鉴别。可以借助病变的 CT 改变来加深对其 X 光片表现的认识和理解，MRI 主要用来显示病灶周围的组织水肿，这是软骨母细胞瘤的特点之一。

最终诊断

软骨母细胞瘤。

病例 4

1 › **病 史**

男，14岁，右膝疼痛、活动受限1年，疼痛加重伴跛行1个月。

2 › **体格检查**

右侧股骨内髁压痛。

3 › **影像检查**

1）X线影像表现

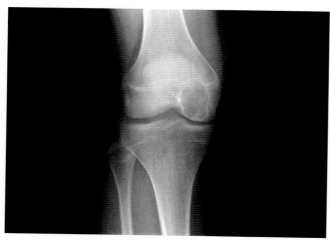

图Ⅱ-4-1　右膝关节X线正位片

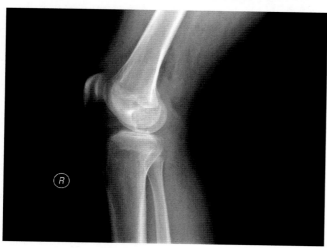

图Ⅱ-4-2　右膝关节X线侧位片

征象描述：股骨内髁骨骺区见低密度影，边界清晰，有硬化边，内部密度欠均匀。

2）CT 影像表现

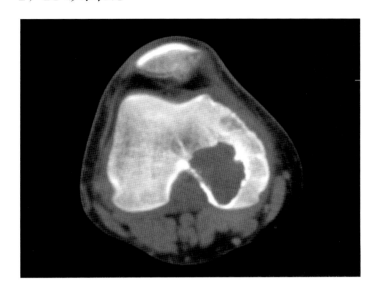

图Ⅱ-4-3　右膝关节 CT 平扫横断面骨窗

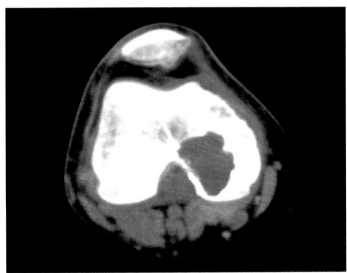

图Ⅱ-4-4　右膝关节 CT 平扫横断面软组织窗

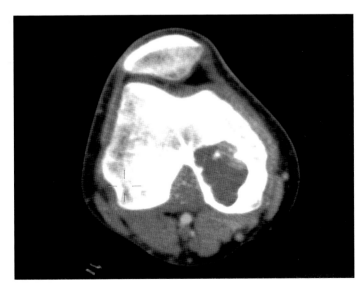

图Ⅱ-4-5　右膝关节 CT 增强后横断面软组织窗

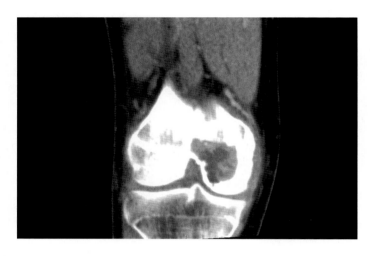

图Ⅱ-4-6　右膝关节CT增强后冠状面软组织窗

征象描述：骨破坏区呈分叶状，边界清晰伴硬化，局部骨皮质欠光滑并略向外膨出，其内可见点状钙化，增强后明显不均匀强化。

4 › 初级分析

患者为青少年。X线片见左股骨内髁关节面下不规则骨质破坏区，边界较清，似见硬化边，病变未突破骨皮质，未见明确软组织肿块，膝关节软组织略肿胀，考虑良性病变可能；CT见病变位于股骨内髁，为囊状骨质破坏，边缘清晰、硬化，病变区骨皮质变薄，未见明确断裂征象，其内密度不均，可见小片状略高密度影，CT增强显示病变实性部分明显强化，实性部分比较多，考虑为软骨母细胞瘤可能大，需与骨巨细胞瘤进行鉴别。

5 › 程晓光教授点评

青少年患者，病变发生于股骨内侧髁，边界清晰，CT示病变区溶骨破坏，边缘硬化，呈囊实性，内见钙化影，考虑软骨母细胞瘤可能性大，需与骨巨细胞瘤进行鉴别，相比骨巨细胞瘤，本例病变范围小，几乎无膨胀改变，另骨巨细胞瘤病变内无钙化灶，因此不考虑骨巨细胞瘤。此例影像是比较典型的软骨母细胞瘤表现。

最终诊断

软骨母细胞瘤合并动脉瘤样骨囊肿。

2）CT 影像表现

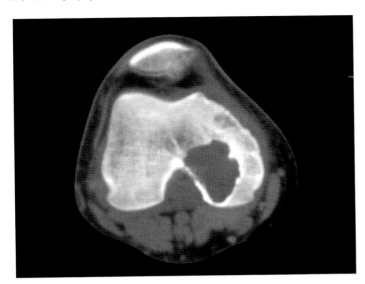

图Ⅱ-4-3　右膝关节 CT 平扫横断面骨窗

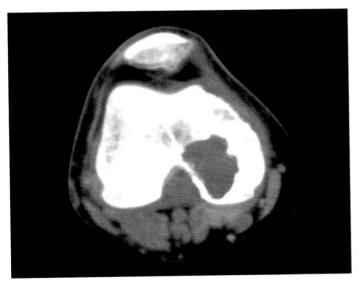

图Ⅱ-4-4　右膝关节 CT 平扫横断面软组织窗

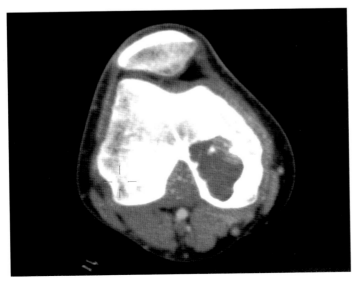

图Ⅱ-4-5　右膝关节 CT 增强后横断面软组织窗

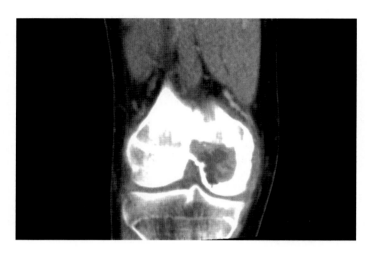

图Ⅱ-4-6　右膝关节 CT 增强后冠状面软组织窗

征象描述： 骨破坏区呈分叶状，边界清晰伴硬化，局部骨皮质欠光滑并略向外膨出，其内可见点状钙化，增强后明显不均匀强化。

4 › 初级分析

患者为青少年。X 线片见左股骨内髁关节面下不规则骨质破坏区，边界较清，似见硬化边，病变未突破骨皮质，未见明确软组织肿块，膝关节软组织略肿胀，考虑良性病变可能；CT 见病变位于股骨内髁，为囊状骨质破坏，边缘清晰、硬化，病变区骨皮质变薄，未见明确断裂征象，其内密度不均，可见小片状略高密度影，CT 增强显示病变实性部分明显强化，实性部分比较多，考虑为软骨母细胞瘤可能大，需与骨巨细胞瘤进行鉴别。

5 › 程晓光教授点评

青少年患者，病变发生于股骨内侧髁，边界清晰，CT 示病变区溶骨破坏，边缘硬化，呈囊实性，内见钙化影，考虑软骨母细胞瘤可能性大，需与骨巨细胞瘤进行鉴别，相比骨巨细胞瘤，本例病变范围小，几乎无膨胀改变，另骨巨细胞瘤病变内无钙化灶，因此不考虑骨巨细胞瘤。此例影像是比较典型的软骨母细胞瘤表现。

最终诊断

软骨母细胞瘤合并动脉瘤样骨囊肿。

病例 5

1 › 病 史

男，53 岁，4 年前无明显诱因出现右小腿近端间断钝痛。

2 › 体格检查

右膝关节略肿胀，包块边界不清、质硬、存在压痛。

3 › 影像检查

1）X 线影像表现

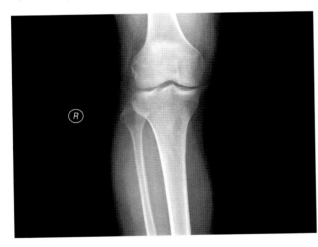

图Ⅱ-5-1　右侧胫骨上段 X 线正位片

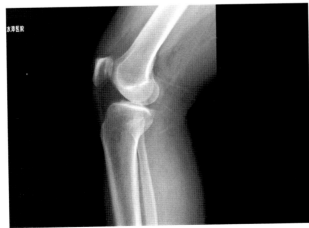

图Ⅱ-5-2　右侧胫骨上段 X 线侧位片

征象描述： 右胫骨近端偏心性骨质密度减低，边界尚清，局部骨皮质变薄，未见明显骨膜反应，周围软组织未见明显异常。

2）CT 影像表现

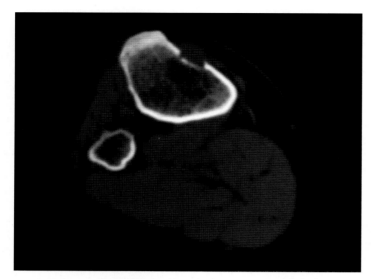

图 Ⅱ-5-3　右侧胫骨上段 CT 平扫横断面骨窗

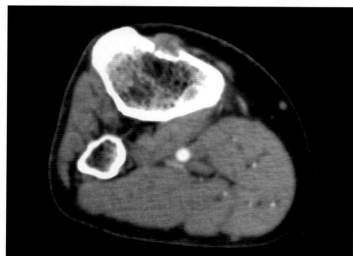

图 Ⅱ-5-4　右侧胫骨上段 CT 增强后横断面软组织窗

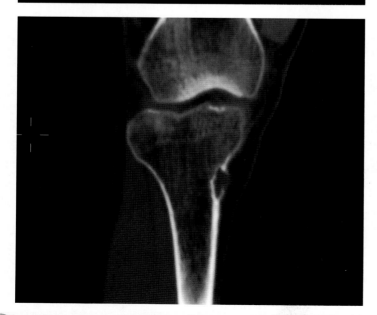

图 Ⅱ-5-5　右侧胫骨上段 CT 平扫冠状面骨窗

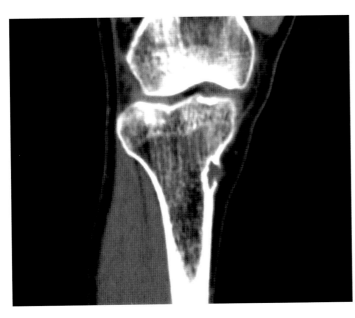

图Ⅱ-5-6　右侧胫骨上段 CT 平扫冠状面软组织窗

征象描述：胫骨前内侧皮质内破坏灶，呈类椭圆形，内部密度较均匀，增强后，软组织成分不均匀强化。

3）MRI 影像表现

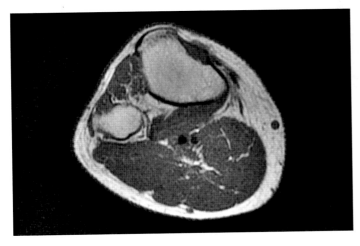

图Ⅱ-5-7　右侧胫骨上段 MRI 横断面 T_1WI

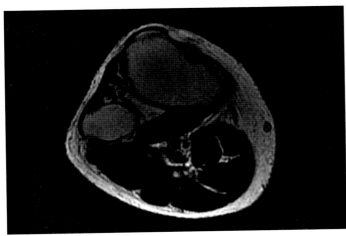

图Ⅱ-5-8　右侧胫骨上段 MRI 横断面 T_2WI

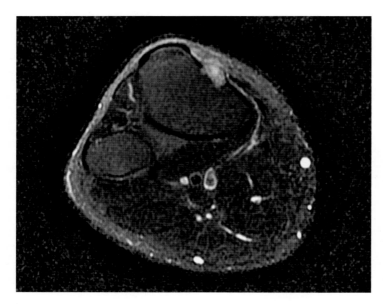

图Ⅱ-5-9　右侧胫骨上段 MRI 横断面脂肪抑制 T$_2$WI

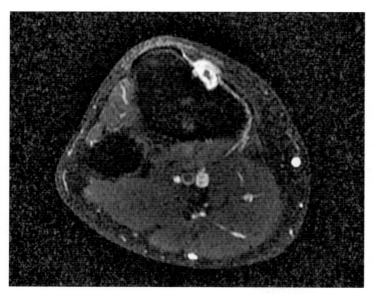

图Ⅱ-5-10　右侧胫骨上段 MRI 增强后横断面脂肪抑制 T$_1$WI

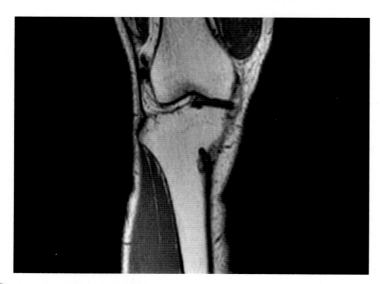

图Ⅱ-5-11　右侧胫骨上段 MRI 冠状面 T$_1$WI

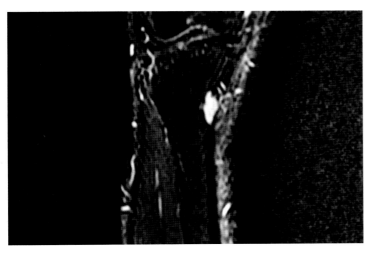

图Ⅱ-5-12　右侧胫骨上段 MRI 冠状面脂肪抑制 T_2WI

征象描述： 破坏灶呈局限性 T_1 中等信号，T_2 略不均匀信号，增强后，病灶不均匀强化，轻度侵及骨髓腔。

4 › 初级分析

患者为中老年男性，X 线片：右胫骨近端椭圆形骨质破坏区，边界尚清，无硬化边，未见明确软组织肿块及骨膜反应；CT：胫骨近端前内侧皮质局灶性骨质破坏，边缘清晰、硬化，病变区骨皮质变薄，并可见范围较小的软组织块影，增强后，病变不均强化，首先考虑为皮质内病变，良性可能大，纤维源性病变？但转移性病变不能除外；MRI：皮质病变，病变局限，增强显示有未强化区，纤维类病变可能，仍不能除外转移可能。

5 › 程晓光教授点评

中老年男性，局灶性皮质破坏，内无钙化，但其内密度不均，兼病史较长，不除外黏液样病变。部分医生考虑纤维类病变可能，需要注意纤维类病变在骨骺闭合后基本不再发生。但是由于患者存在疼痛症状，病灶血运丰富，一定程度反映病变侵袭性较强，应警惕恶性病变。总体而言，病变无特征性表现，诊断较难，良性病变可考虑炎症、嗜酸肉芽肿等，恶性病变也不能除外，需要结合病理。

最终诊断

含黏液低度恶性间叶性肿瘤。

病例 6

① › **病 史**

男，15 岁，外伤后无意中发现。

② › **体格检查**

无异常。

③ › **影像检查**

1）X 线影像表现

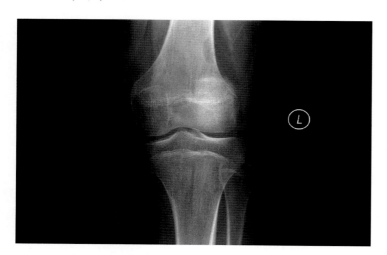

图Ⅱ-6-1　左膝关节 X 线正位片

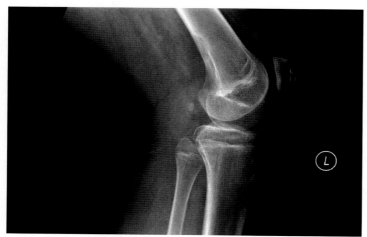

图Ⅱ-6-2　左膝关节 X 线侧位片

征象描述： 左侧股骨远端后缘局部皮质凹陷。

2）CT 影像表现

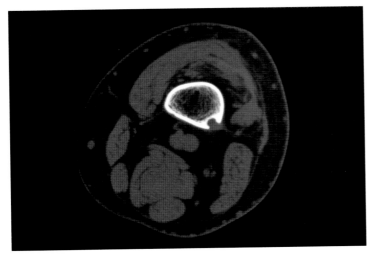

图Ⅱ-6-3　左膝关节 CT 平扫横断面骨窗

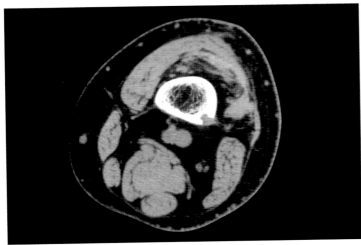

图Ⅱ-6-4　左膝关节 CT 平扫横断面软组织窗

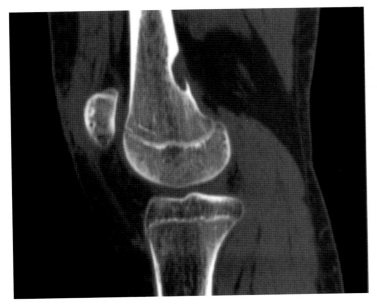

图Ⅱ-6-5　左膝关节 CT 平扫冠状面骨窗

征象描述： 股骨远端后缘局部皮质缺损、周边硬化。

4 ＞ 初级分析

青少年，X 线片见病变位于股骨远端后外侧皮质内，边缘清晰，轻度硬化，后缘骨质菲薄；CT 见病变局限于皮质内，密度均匀，边缘轻度硬化，外缘骨质缺损，周围无明显软组织肿块。综合 X 线、CT 表现及患者年龄、病灶部位，考虑为纤维骨皮质缺损，表现典型。

5 ＞ 程晓光教授点评

青少年患者，病灶局限于皮质，边界清楚，密度均匀，是典型的纤维骨皮质缺损表现。需要与非骨化性纤维瘤与骨膜硬纤维瘤鉴别。非骨化性纤维瘤与纤维骨皮质缺损，病理上表现一致，仅从影像上加以区别，一般把病灶直径较大（>3cm）、累及髓腔的称为非骨化性纤维瘤，而小而浅、局限于皮质的称为纤维骨皮质缺损。需要注意的是纤维骨皮质缺损为自限性病变，无需治疗。骨膜硬纤维瘤，可能与外伤或发育异常相关，多发生于股骨远端后部肌腱附着处，表现为由外向皮质内突出的病变，也有学者认为骨膜硬纤维瘤其实为纤维皮质缺损乏细胞性表现。

最终诊断

纤维骨皮质缺损。

病例 7

1 › 病 史

男，16 岁，无意中发现。

2 › 体格检查

无异常。

3 › 影像检查

CT 影像表现

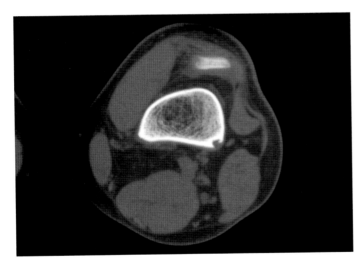

图Ⅱ-7-1　左膝关节 CT 平扫横断面骨窗

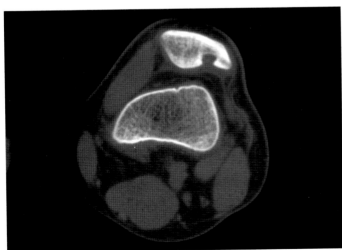

图Ⅱ-7-2　左膝关节 CT 平扫横断面骨窗

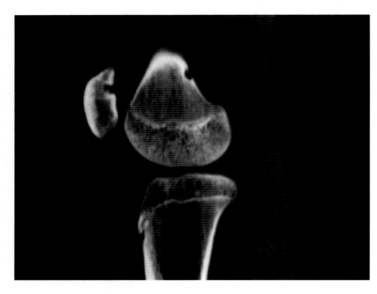

图Ⅱ-7-3　左膝关节 CT 平扫冠状面骨窗

征象描述：髌骨后外侧缘及股骨干骺端后外侧缘见骨皮质缺损。

4 ▸ 初级分析

青少年男性，髌骨关节面下及股骨下端后缘皮质内病变，病灶较局限，髌骨病灶局限于关节面下，股骨病变局限于皮质内，边界清楚，密度均匀，周围无明显软组织肿块。影像为典型良性病变，考虑：股骨病变为纤维骨皮质缺损，髌骨病变为背侧缺损。部分医生认为病灶多发，将之考虑为同源病变。

5 ▸ 程晓光教授点评

青少年患者，病变局限、边界清楚、密度均匀、多发，考虑为良性病变。一般多发病变、相似表现需要用一元论解释，在本例中，股骨病变符合典型的纤维骨皮质缺损，但是髌骨纤维皮质缺损少见，需要考虑为背侧缺损。髌骨背侧缺损，原因不明，部分人认为与髌骨骨化障碍有关，其表现为髌骨背侧关节面下骨质缺损，表面覆盖有正常的髌软骨。

最终诊断

股骨远端纤维骨皮质缺损、髌骨背侧缺损。

病例 8

1 › **病 史**

女，32岁，4年前因髌骨骨折行X线检查，发现左股骨远端骨破坏，无症状。

2 › **体格检查**

无异常。

3 › **影像检查**

MRI 影像表现

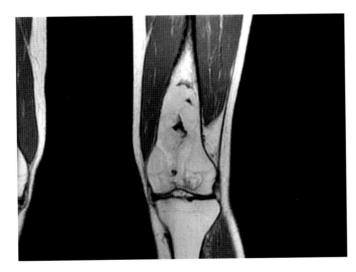

图Ⅱ-8-1　左侧股骨下段 MRI 冠状面 T_1WI

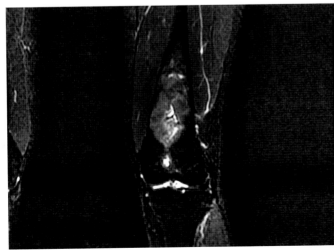

图Ⅱ-8-2　左侧股骨下段 MRI 冠状面脂肪抑制 T_2WI

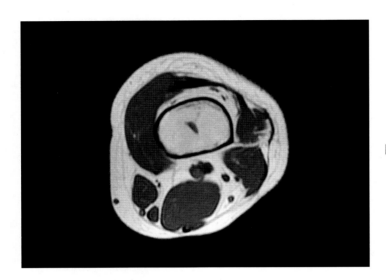

图 Ⅱ-8-3　左侧股骨下段 MRI 横断面 T_1WI

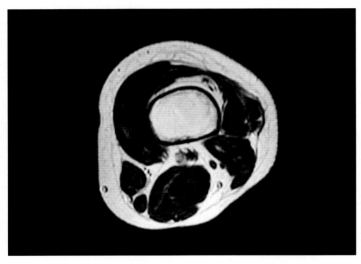

图 Ⅱ-8-4　左侧股骨下段 MRI 横断面 T_2WI

　　征象描述：左股骨下段髓内占位性病变，轻度膨胀，大小约 10.5cm×4.3cm×3.0cm，向下邻近股骨远端关节面，T_1WI、T_2WI 均呈高信号，T_2WI-FS 呈低信号，病变内可见多个不规则形低信号，周边可见 T_2WI-FS 高信号；相邻股骨皮质变薄，未见中断，周围肌肉内未见明显异常信号。

4　初级分析

　　中青年女性，病程较长，MRI 表现为股骨下段轻度膨胀性骨质破坏，皮质完整，边界尚清，周围无明显软组织肿块、骨髓水肿或骨膜反应，符合良性病变。病灶主体于 T_1WI 与 T_2WI 序列均呈高信号，脂肪抑制序列信号减低，考虑为脂肪组织，其内尚见斑片状长 T_1 长 T_2 信号，考虑为囊变。由于病灶主体呈特征性脂肪信号，考虑为骨内脂肪瘤，无需鉴别诊断。

5　程晓光教授点评

　　中青年女性，股骨下段轻度膨胀性骨破坏，混杂信号，以脂肪信号为主，可以诊断骨内脂肪瘤。但需要强调，骨关节病变，特别是肿瘤性病变，需要综合 X 线、CT、MRI 影像。X 线与 CT 对骨关节疾病诊断意义重大，特别是在判断骨皮质破坏情况与病灶内有无矿化等方面有明显优势。而多数骨肿瘤 MRI 表现并无明显特异性，常常需要结合 X 线与 CT。

最终诊断

骨内脂肪瘤。

病例 9

1 › 病 史

女，17 岁，左小腿疼痛 1 月半，加重伴发现包块半月。

2 › 体格检查

左腓骨近端稍肿胀，局部可触及包块，质硬、压痛。

3 › 影像检查

MRI 影像表现

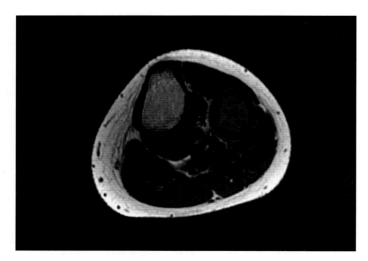

图 Ⅱ-9-1　左腓骨近端 MRI 横断面 T_1WI

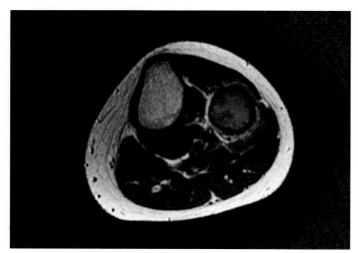

图 Ⅱ-9-2　左腓骨近端 MRI 横断面 T_2WI

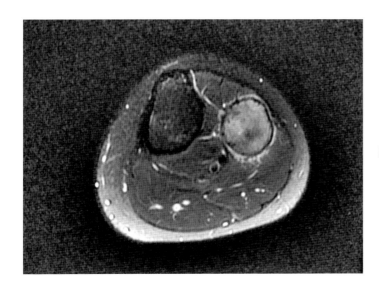

图Ⅱ-9-3　左腓骨近端MRI横断面脂肪抑制T$_2$WI

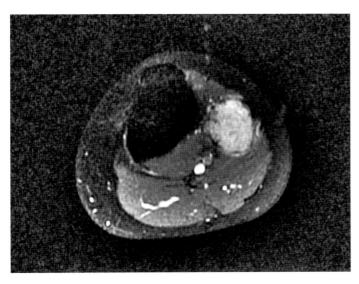

图Ⅱ-9-4　左腓骨近端MRI增强后横断面脂肪抑制T$_1$WI

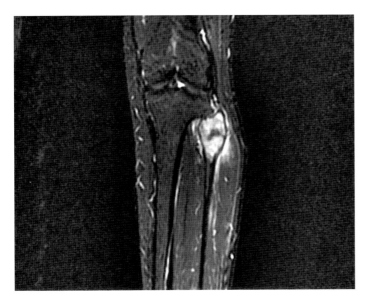

图Ⅱ-9-5　左腓骨近端MRI冠状面脂肪抑制T$_2$WI

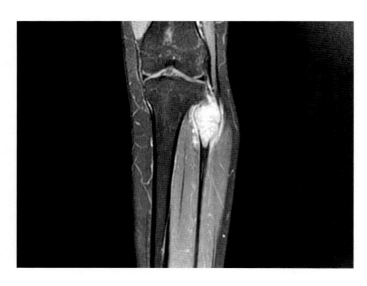

图Ⅱ-9-6 左腓骨近端 MRI 增强后冠状面
脂肪抑制 T_1WI

征象描述： 左腓骨近端膨胀性骨质破坏，病变呈 T_1 中等，T_2 及压脂不均匀稍高信号，周围软组织小片状水肿，增强扫描，病变明显强化。

4 › **初级分析**

青年女性，腓骨头膨胀性骨质破坏，边界清楚，周围无明显软组织肿胀，其内部呈 T_1WI 低信号，T_2WI 稍高信号，并见片状低信号，增强后，强化显著。发生于骨端的膨胀性骨质破坏伴明显强化，符合骨巨细胞瘤特征。但患者年龄偏小，需要鉴别 PNET（primitive neuroectodermal tumour，原始神经外胚层肿瘤）。

5 › **程晓光教授点评**

青年女性，腓骨头膨胀性骨破坏，特点为病变位于骨端、强化显著，可符合骨巨细胞瘤。但需要强调，骨关节病变，特别是肿瘤性病变，多数于 MRI 并无明显特异性，且于 MRI 判断病变强化程度不够确切，需要结合 X 线与 CT。

最终诊断

骨巨细胞瘤。

病例 10

1 › **病 史**

男，59 岁，右大腿远端疼痛伴肿胀 1 月余。

2 › **体格检查**

右大腿远端肿胀，局部压痛。

3 › **影像检查**

1）X 线影像表现

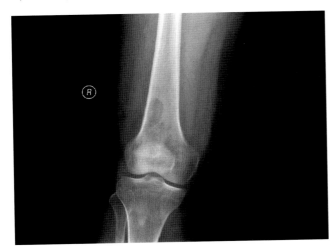

图 Ⅱ-10-1　右侧股骨下段 X 线正位片

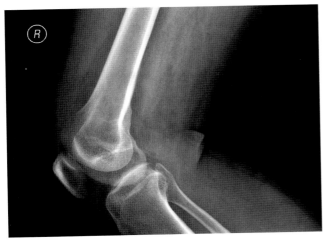

图 Ⅱ-10-2　右侧股骨下段 X 线侧位片

征象描述： 右股骨下段髓腔内溶骨破坏，边界尚清晰，未见骨膜反应。

2）CT 影像表现

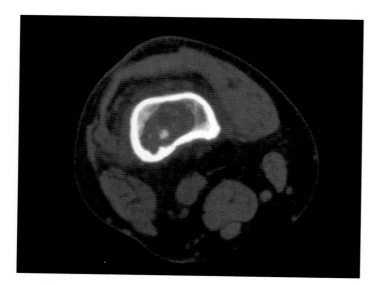

图Ⅱ-10-3　右侧股骨下段 CT 平扫横断面骨窗

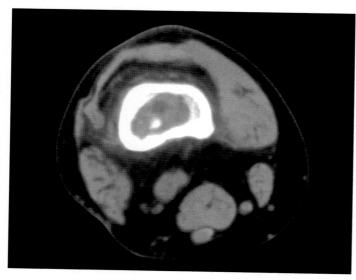

图Ⅱ-10-4　右侧股骨下段 CT 平扫横断面软组织窗

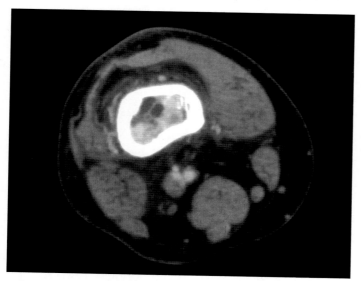

图Ⅱ-10-5　右侧股骨下段 CT 增强后横断面软组织窗

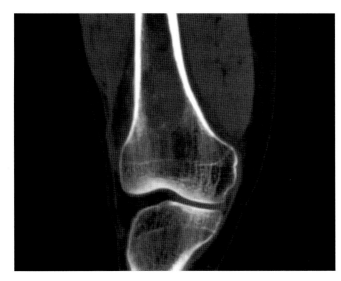

图Ⅱ-10-6　右侧股骨下段 CT 平扫冠状面骨窗

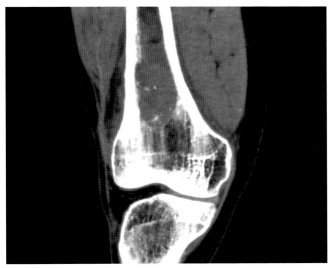

图Ⅱ-10-7　右侧股骨下段 CT 平扫冠状面软组织窗

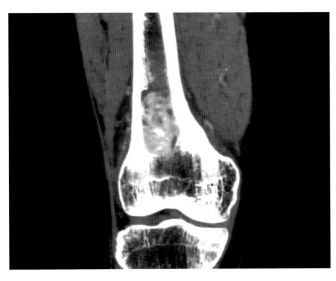

图Ⅱ-10-8　右侧股骨下段 CT 增强后冠状面软组织窗

征象描述：右股骨下段髓腔内溶骨为主破坏，内见散在斑点高密度影，突破皮质形成软组织肿块，边界不清，增强后，可见坏死区，实质区域明显强化。

4 **› 初级分析**

老年男性，X 线片见右股骨远端溶骨性骨质破坏；CT 片见病变位于髓腔，病灶内多发点状钙化，骨皮质变薄，增强后，病灶明显强化，不符合常见的软骨肉瘤影像表现。骨肉瘤好发于青少年，但亦可发生于年龄较大的患者，发生于后者的骨肉瘤影像表现不典型，因此在除外转移瘤的基础上，应首先考虑为骨肉瘤，另还可考虑恶性纤维组织细胞瘤，及退分化的软骨肉瘤等。

5 **› 程晓光教授点评**

男性，59 岁，X 线片见病变位于右股骨远端偏骨干处，边界不清，侧位片可见髌上囊稍肿胀；CT 片见病灶边界模糊，皮质破坏，内可见高密度影，钙化？成骨？因难以明确是否为瘤骨，仅凭平扫结合年龄可考虑为软骨肉瘤。增强后，病灶局部强化极为明显，CT 值可达 170~180HU，不支持软骨肉瘤的诊断，同时可见病灶周围软组织肿胀，血管增粗，边界不清。综合考虑为恶性肿瘤，结合患者年龄，可首先考虑为恶性纤维组织细胞瘤，但需与骨肉瘤相鉴别。

最终诊断

骨肉瘤（少见类型：骨母细胞瘤样型）。

病例 11

1 ▶ 病 史

男，46岁，右膝一过性无力70余天。

2 ▶ 体格检查

右膝略肿胀，余无异常。

3 ▶ 影像检查

1）X线影像表现

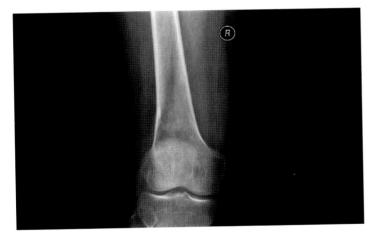

图Ⅱ-11-1　右股骨下段X线正位片

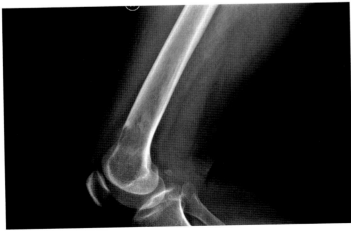

图Ⅱ-11-2　右股骨下段X线侧位片

征象描述： 右股骨远端干骺端溶骨性破坏，未见硬化边，局部皮质中断。

2）CT 影像表现

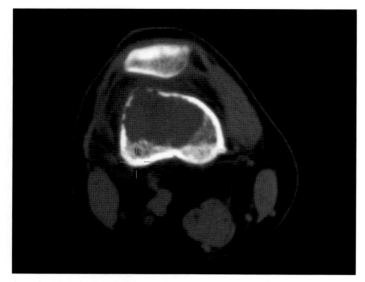

图Ⅱ-11-3　右膝关节 CT 平扫横断面骨窗

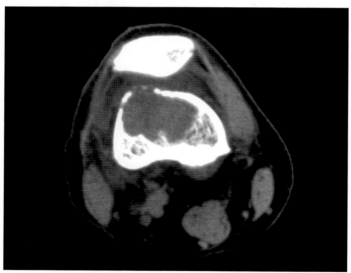

图Ⅱ-11-4　右膝关节 CT 平扫横断面软组织窗

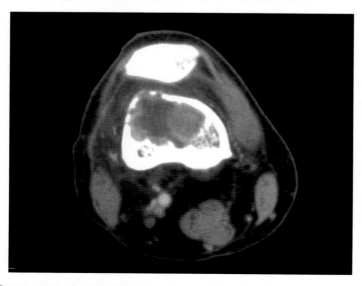

图Ⅱ-11-5　右膝关节 CT 增强后横断面软组织窗

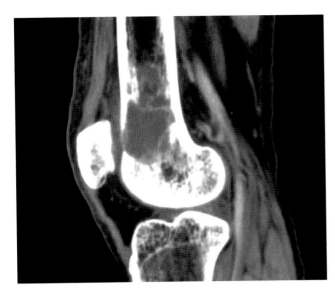

图Ⅱ-11-6　右膝关节 CT 增强后矢状面软组织窗

征象描述： 病变边界不清，骨膜反应不明确，平扫 CT 值约 42Hu，增强后，不均强化。

3）MRI 影像表现

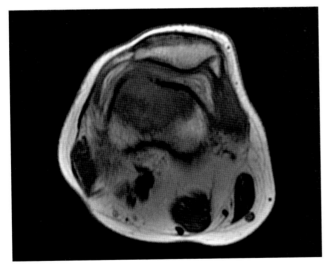

图Ⅱ-11-7　右膝关节 MRI 横断面 T_1WI

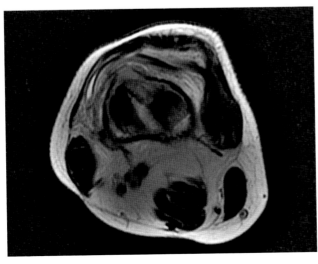

图Ⅱ-11-8　右膝关节 MRI 横断面 T_2WI

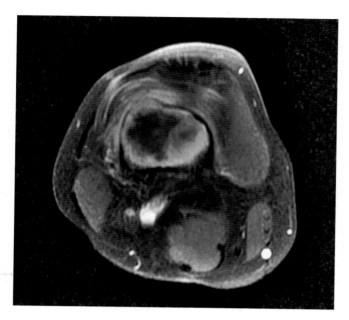

图 II-11-9　右膝关节 MRI 增强后横断面脂肪抑制 T_1WI

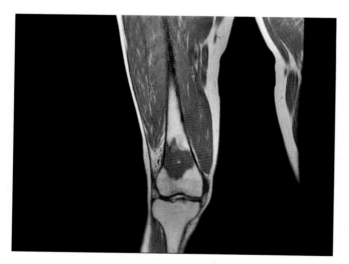

图 II-11-10　右膝关节 MRI 冠状面 T_1WI

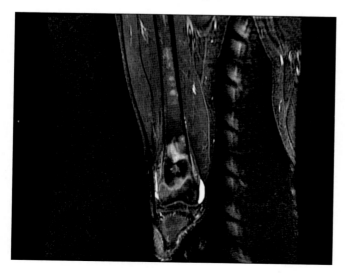

图 II-11-11　右膝关节 MRI 冠状面脂肪抑制 T_2WI

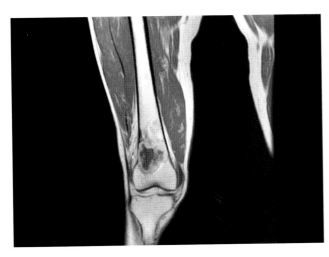

图 Ⅱ-11-12　右膝关节 MRI 增强后冠状面 T_1WI

征象描述： 病灶肿块突破骨皮质向骨外延伸，肿块内信号不均，周边于 T_1WI 呈稍低信号，T_2WI 呈高信号，病灶中心于 T_1WI 及 T_2WI 均呈低信号。增强后，呈不均匀强化，周边髓腔内见水肿信号。

4 › 初级分析

中年男性，X 线片见右侧股骨远端骨质破坏，边界不清，前方骨皮质毛糙，有轻度骨膜反应，邻近软组织稍显肿胀；CT 见病灶内点状钙化，病变边界不清，有骨膜反应，其前缘突破骨皮质，形成软组织肿块，增强后，呈轻中度不均匀强化；MRI 见内部呈 T_1WI 低信号，压脂序列见其内条带状低信号区，T_2WI 信号不均匀，以等低信号为主。增强后，病灶边缘较明显强化。综合考虑为恶性纤维组织细胞瘤可能，需要与骨肉瘤及小细胞恶性肿瘤进行鉴别。

5 › 程晓光教授点评

右侧股骨干骺端骨质破坏，边界不清，X 线侧位片示其与前方髌上囊分界欠清晰，病变突破了骨皮质；CT 片示病灶内钙化，增强后，呈轻中度不均匀强化，强化明显区域 CT 值约为 80HU；MRI 显示病灶范围较平片广泛。综合考虑为恶性肿瘤，恶性纤维组织细胞瘤？骨肉瘤？转移瘤？

最终诊断

未分化高级别多形性肉瘤（恶性纤维组织细胞瘤）。

病例 12

1 **› 病 史**

男，31岁，2个月前无明显诱因左膝持续性疼痛，1月前疼痛逐渐加重。

2 **› 体格检查**

左小腿肿胀，近端前侧皮肤发红，皮温略高，未触及明确肿块。

3 **› 影像检查**

1）X 线影像表现

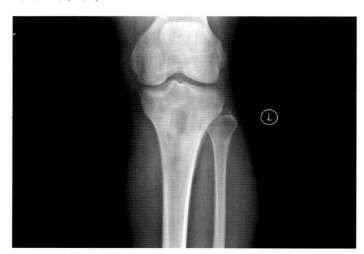

图 Ⅱ-12-1　左膝关节 X 线正位片

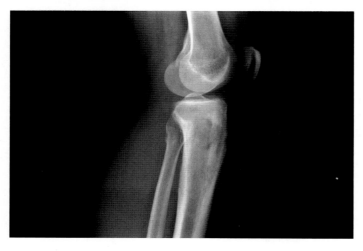

图 Ⅱ-12-2　左膝关节 X 线侧位片

征象描述：胫骨上段不均匀性骨质破坏，可见骨膜反应，周围软组织肿胀。

2）CT 影像表现

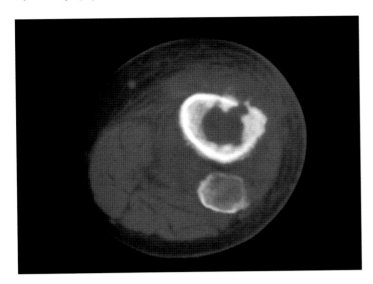

图Ⅱ-12-3　左膝关节 CT 平扫横断面骨窗

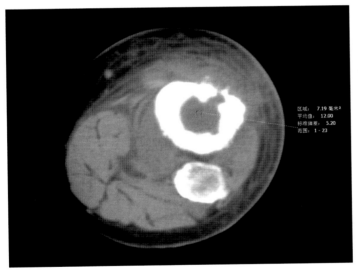

图Ⅱ-12-4　左膝关节 CT 平扫横断面软组织窗

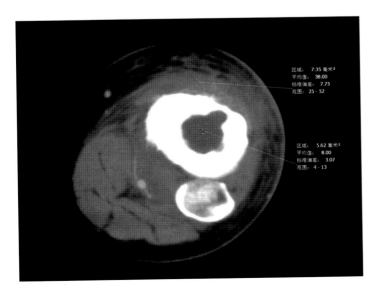

图Ⅱ-12-5　左膝关节 CT 增强后横断面软组织窗

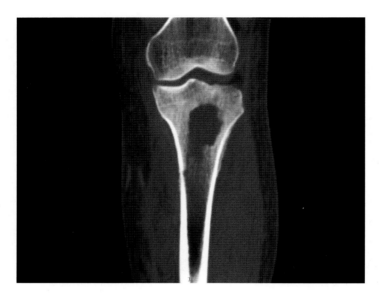

图Ⅱ-12-6　左膝关节 CT 平扫冠状面骨窗

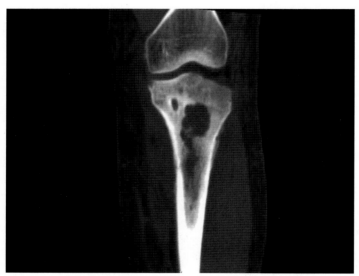

图Ⅱ-12-7　左膝关节 CT 平扫冠状面骨窗

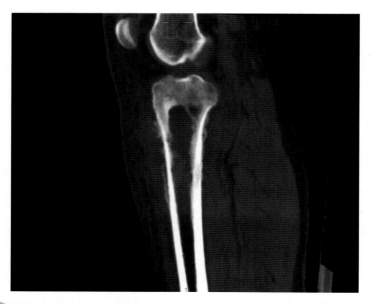

图Ⅱ-12-8　左膝关节 CT 平扫矢状面骨窗

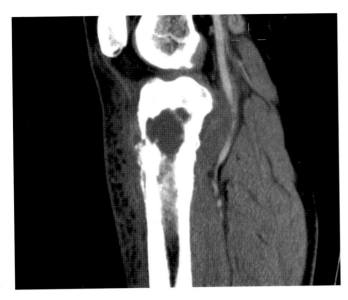

图Ⅱ-12-9　左膝关节 CT 增强后矢状面软组织窗

征象描述：胫骨上段干骺端骨破坏，周围明显硬化，可见广泛骨膜反应，其内部 CT 值低，增强后，强化不明显，周围软组织明显肿胀。

4 ＞ 初级分析

患者为青年男性，X 线片：左侧胫骨上段骨质破坏，伴有骨膜反应，周围软组织肿胀，皮下脂肪间隙模糊，考虑感染性病变可能；CT：左侧胫骨上段骨质破坏，有硬化边，局部连续性膜反应，软组织肿胀明显，皮下脂肪间隙密度增高，见窦道形成，实性部分可见强化。综合考虑为骨髓炎。

5 ＞ 程晓光教授点评

患者为青年男性，X 线片示左侧胫骨上段骨质破坏，伴有骨膜反应、软组织肿胀，支持感染性病变；CT 片示左侧胫骨上段多灶性骨质破坏，骨膜反应多样，周围软组织肿胀，局部可见强化，但大部分区域无明显强化。首先考虑骨髓炎，炎性征象比较典型，但是骨肉瘤不能完全除外。

最终诊断

骨髓炎。

病例 13

1 › 病 史

女，24 岁，左小腿疼痛、不适 5 个月，近期发现包块。

2 › 体格检查

左小腿近端内侧包块，质韧、边界不清、无活动。

3 › 影像检查

1）X 线影像表现

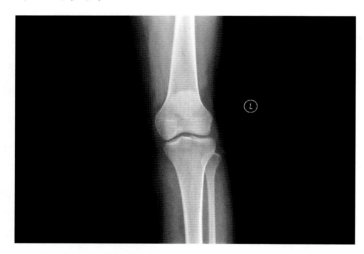

图Ⅱ-13-1　左膝关节 X 线正位片

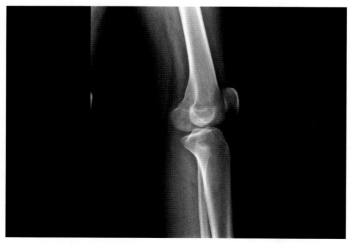

图Ⅱ-13-2　左膝关节 X 线侧位片

征象描述：胫骨内缘软组织肿块。

2）MRI 影像表现

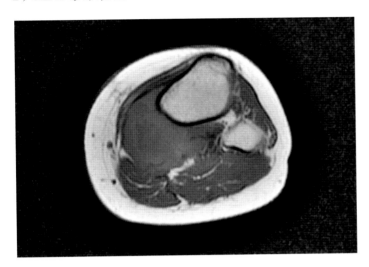

图Ⅱ-13-3　左膝关节 MRI 横断面 T₁WI

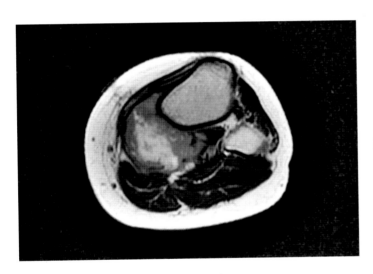

图Ⅱ-13-4　左膝关节 MRI 横断面 T₂WI

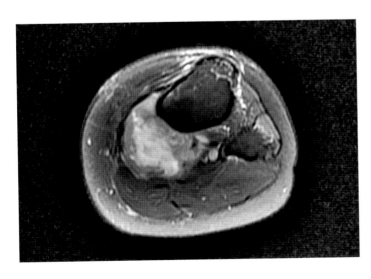

图Ⅱ-13-5　左膝关节 MRI 横断面脂肪抑制 T₂WI

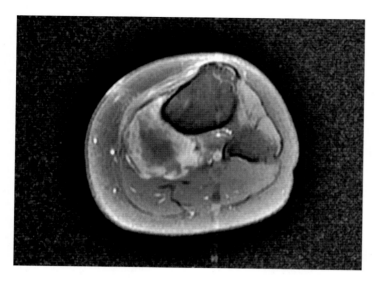

图Ⅱ-13-6　左膝关节 MRI 增强后横断面脂肪抑制 T_1WI

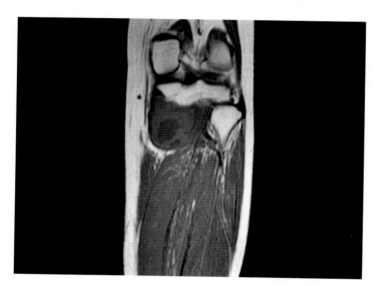

图Ⅱ-13-7　左膝关节 MRI 冠状面 T_1WI

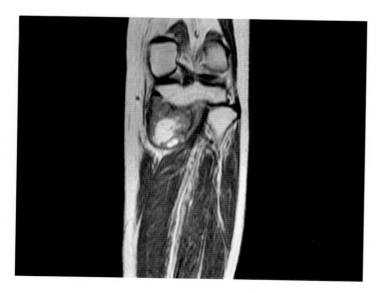

图Ⅱ-13-8　左膝关节 MRI 冠状面 T_2WI

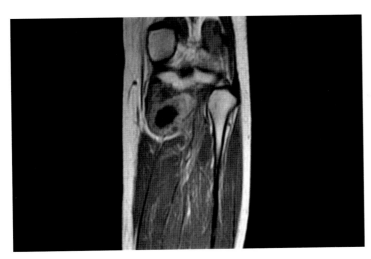

图Ⅱ-13-9　左膝关节 MRI 增强后冠状面 T_1WI

征象描述：胫骨内后侧软组织团块，呈 T_1WI 等低，T_2WI 不均匀稍高信号，中央见坏死、囊变，增强后，不均匀强化。

4 ▶ 初级分析

X 线片：左侧胫骨上段内侧软组织团块状致密影，与邻近骨皮质分界清晰；MRI：病灶于 T_1WI 序列以等低信号为主，于 T_2WI 序列呈中心高信号，周围等低信号改变，增强后，边缘见强化区域，考虑为软组织来源肿瘤，病变邻近膝关节囊，首先考虑为滑膜来源，滑膜肉瘤可能性大；另外不能除外血肿机化或骨化性肌炎的可能。

5 ▶ 程晓光教授点评

X 线片见软组织密度占位，密度尚均质；MRI 示病灶紧邻胫骨皮质，呈弧形包绕，未见明显侵犯征象及骨膜反应。如果是软组织来源肿瘤，考虑为滑膜肉瘤；因肿瘤同骨皮质呈锐角相关，除外软组织来源，我们需要鉴别骨膜来源或发生于骨表面的恶性肿瘤，如骨膜骨肉瘤、尤文肉瘤等。如果于 X 线或 CT 未观察到"蛋壳样钙化"，一般不做骨化性肌炎的诊断。

最终诊断

滑膜肉瘤。

病例 14

1 › 病 史

男，16 岁，右膝关节肿胀伴疼痛 3 年。

2 › 体格检查

右侧股骨远端外侧可触及包块。

3 › 影像检查

1）X 线影像表现

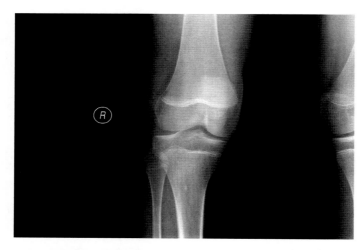

图 Ⅱ-14-1　右膝关节 X 线正位片

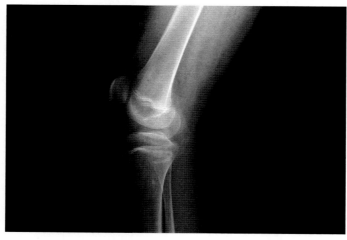

图 Ⅱ-14-2　右膝关节 X 线侧位片

征象描述：右膝股骨外缘软组织肿胀。

2）CT 影像表现

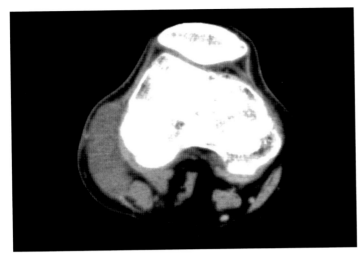

图Ⅱ-14-3　右膝关节 CT 平扫横断面软组织窗

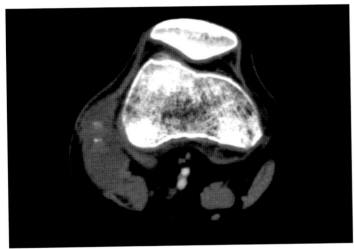

图Ⅱ-14-4　右膝关节 CT 增强后横断面软组织窗

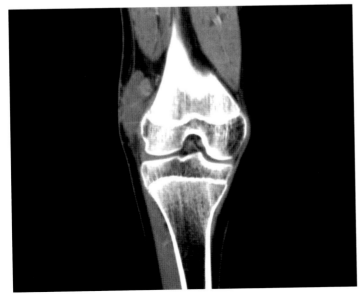

图Ⅱ-14-5　右膝关节 CT 增强后冠状面软组织窗

征象描述：右膝关节外侧团块状软组织影，密度均匀，边界欠清，增强后，局灶强化。

3）MRI 影像表现

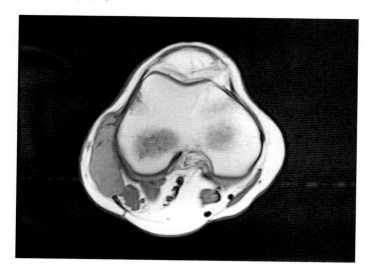

图Ⅱ-14-6　右膝关节 MRI 横断面 T₁WI

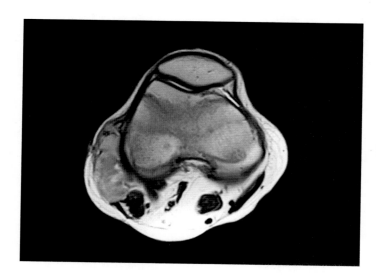

图Ⅱ-14-7　右膝关节 MRI 横断面 T₂WI

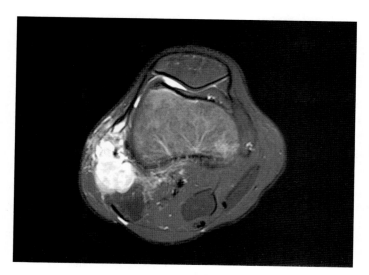

图Ⅱ-14-8　右膝关节 MRI 横断面脂肪抑制 T₂WI

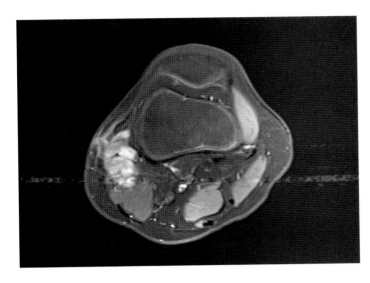

图 Ⅱ-14-9　右膝关节 MRI 增强后横断面脂肪抑制 T_1WI

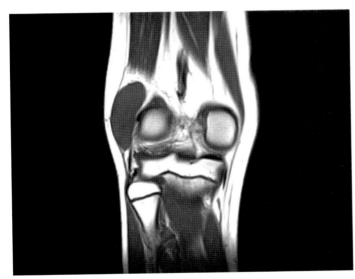

图 Ⅱ-14-10　右膝关节 MRI 冠状面 T_1WI

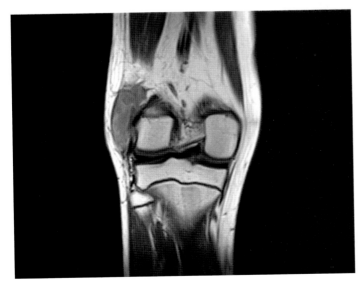

图 Ⅱ-14-11　右膝关节 MRI 增强后冠状面 T_1WI

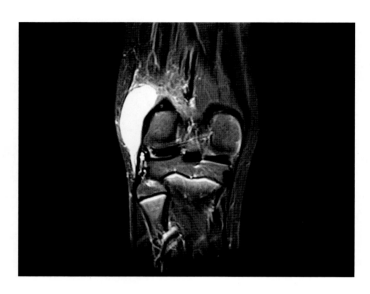

图Ⅱ-14-12　右膝关节MRI冠状面脂肪抑制T_2WI

征象描述： 右膝关节外侧占位，呈T_1WI中等、T_2WI高信号，增强后，病灶强化。

④ › 初级分析

X线片：右侧股骨远端外侧缘软组织团块影；CT：肿块内点状钙化，邻近皮下脂肪间隙模糊，股骨外侧缘见轻度骨膜反应，增强后，病灶呈局灶性明显强化；MRI：肿块于T_2WI序列信号不均，内见分隔状、结节状低信号，病灶与关节囊关系密切，考虑为滑膜肉瘤，需要与腱鞘巨细胞瘤、血管瘤鉴别。

⑤ › 程晓光教授点评

右膝外侧缘软组织肿块，呈分叶状，张力较大，内见斑点钙化，病灶紧邻关节囊，未见明显侵犯征象，首先考虑血管瘤。但血管瘤常无边界，属于血管发育畸形，张力较小，常可看到静脉石，于MRI可观察到条带状血管流空影，此例有不符合之处。鉴别诊断为滑膜肉瘤，滑膜肉瘤一般发生于关节外，常与其他软组织肿瘤难以鉴别，恶性程度不高。

最终诊断

滑膜肉瘤。

病例 15

1 › **病　史**

女，28 岁，发现左膝包块 2 年，加重伴疼痛、活动受限 3 个月。

2 › **体格检查**

左膝肿胀，边界不清，轻压痛。

3 › **影像检查**

1）X 线影像表现

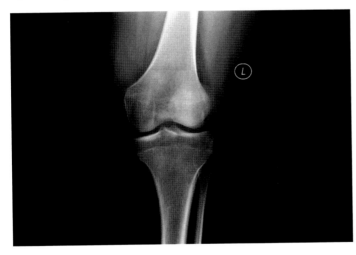

图 II-15-1　左膝关节 X 线正位片

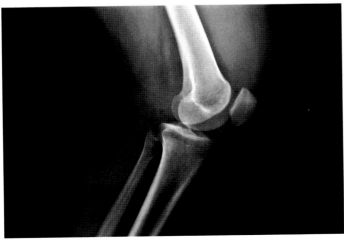

图 II-15-2　左膝关节 X 线侧位片

征象描述：左膝关节肿胀。

2）MRI 影像表现

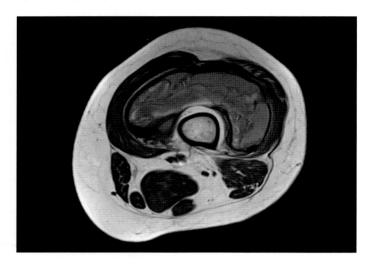

图Ⅱ-15-3　左膝关节 MRI 横断面 T_1WI

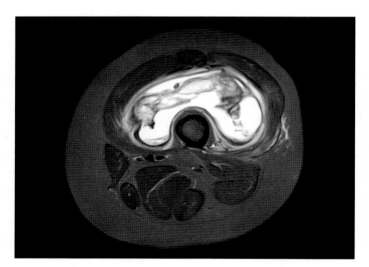

图Ⅱ-15-4　左膝关节 MRI 横断面脂肪抑制 T_2WI

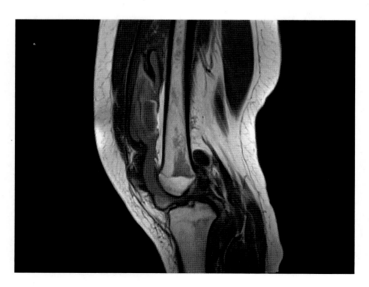

图Ⅱ-15-5　左膝关节 MRI 矢状面 T_1WI

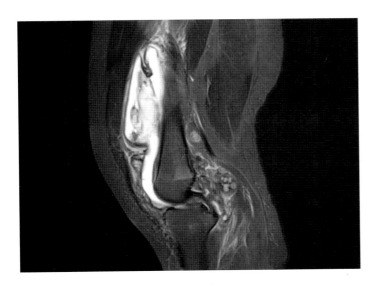

图 Ⅱ-15-6　左膝关节 MRI 矢状面脂肪抑制 T₂WI

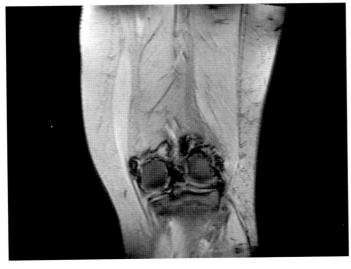

图 Ⅱ-15-7　左膝关节 MRI 冠状面梯度回波序列

征象描述：左膝关节积液，滑膜增生，各序列可见低信号条片影，周围软组织水肿。

4 › 初级分析

青年女性，X 线片见左膝关节肿胀，骨质未见明确破坏，侧位显示髌上囊、髌下脂肪垫、腘窝肿胀、密度增高，关节面较光整，间隙存在；MRI 见关节滑膜弥漫增生，大量积液，T₁WI 可见高信号，考虑为出血，各序列均可见低信号条片状影，考虑为含铁血黄素沉着可能。综合考虑为色素沉着绒毛结节性滑膜炎（Pigmented villonodular synovitis，PVNS）。需要鉴别血友病性关节炎。

5 › 程晓光教授点评

平片示膝关节骨质正常，周围软组织明显肿胀，侧位片示髌下脂肪垫透亮度减低、股四头肌腱显示不清；MRI 示关节滑膜明显弥漫增生，大量关节积液。T₁WI 所见局部高信号为出血信号；各序列均可见结节状、条片状低信号，特别是梯度回波序列显示更明显，考虑为含铁血黄素沉着。结合病史、影像表现，考虑为 PVNS，表现典型。鉴别诊断为血管瘤，其较典型征象为内含粗大血管，本例征象不支持此诊断。

最终诊断

色素沉着绒毛结节性滑膜炎（Pigmented villonodular synovitis，PVNS）。

病例 16

1 › 病 史

女，51岁，右膝后方肿物10个月，伴右小腿麻木、胀痛5个月。

2 › 体格检查

右膝可触及深在肿块，界清、质韧、光滑、无活动，无压痛。

3 › 影像检查

1）X线影像表现

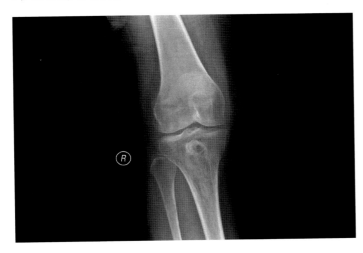

图Ⅱ-16-1　右膝关节X线正位片

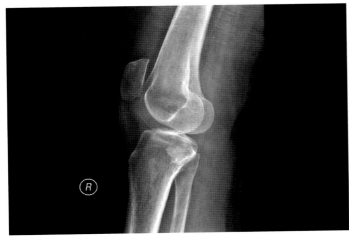

图Ⅱ-16-2　右膝关节X线侧位片

征象描述：右胫骨平台局灶性高密度。

2）MRI 影像表现

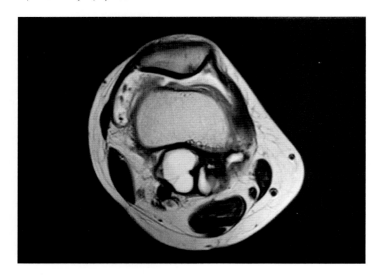

图Ⅱ-16-3　右膝关节 MRI 横断面 T_2WI

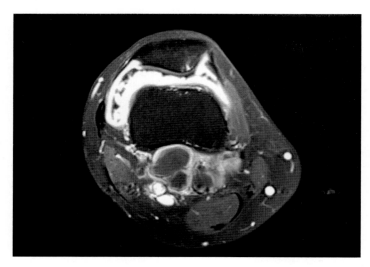

图Ⅱ-16-4　右膝关节 MRI 增强后横断面脂肪抑制 T_1WI

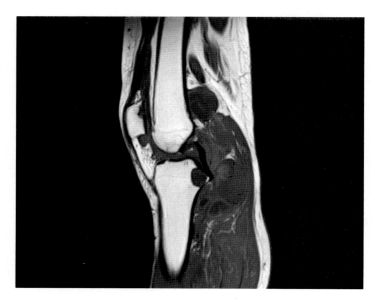

图Ⅱ-16-5　右膝关节 MRI 矢状面 T_1WI

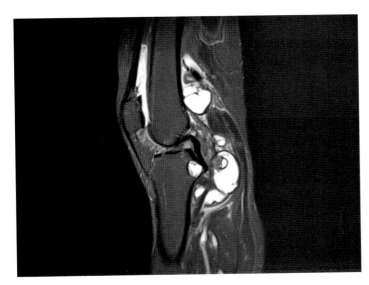

图 II-16-6　右膝关节 MRI 矢状面脂肪抑制 T$_2$WI

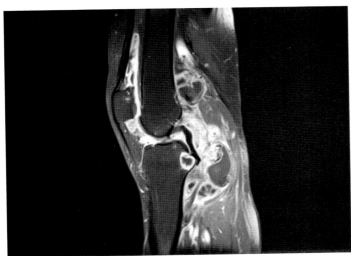

图 II-16-7　右膝关节 MRI 增强后矢状面脂肪抑制 T$_1$WI

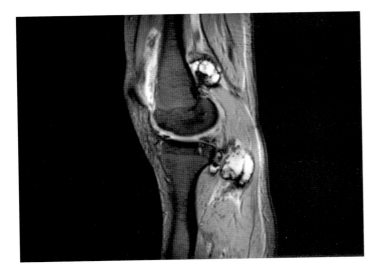

图 II-16-8　右膝关节 MRI 矢状面梯度回波序列

征象描述：右膝关节滑膜弥漫性增生，呈大小不等结节样分布，病变包绕前后交叉韧带，呈不均匀强化，股骨远端及胫骨平台后方受侵。

4 〉初级分析

X 线示右胫骨上段可见局灶性高密度影，中心可见低密度区，病灶边界清楚，周围软组织肿胀；MRI示关节内大量滑膜增生、关节积液、髌上囊、腘窝等多发混杂信号，部分呈结节状，T_2WI 示部分区域低信号，可能为含铁血黄素沉积，周围部分骨质受压吸收，未累及关节面，关节呈轻度退行性改变。增强扫描示增生的滑膜呈明显不均匀强化，右胫骨上段病灶边缘亦呈明显强化。首先考虑为色素沉着绒毛结节性滑膜炎（Pigmented villonodular synovitis，PVNS）。

5 〉程晓光教授点评

平片显示关节轻度退行性改变，右胫骨上段病灶，边界清晰，髌下脂肪垫密度增高。MRI 的梯度回波序列示关节周围含铁血黄素沉着所产生的低信号改变，部分与腘窝相通，形成类似腘窝囊肿样信号，属比较典型的 PVNS。若发生于髋关节、踝关节，其骨侵蚀可表现的更明显。关节结核首先会存在骨质疏松背景、其次关节间隙变窄较明显，此例无需与之鉴别。

最终诊断

色素沉着绒毛结节性滑膜炎（PVNS）。

病例 17

1 › **病 史**

女，23岁，多关节肿痛4年，加重9个月，伴晨僵。

2 › **体格检查**

多关节活动受限、压痛。

3 › **影像检查**

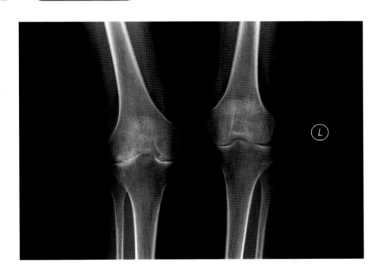

图Ⅱ-17-1　双膝关节X线正位片

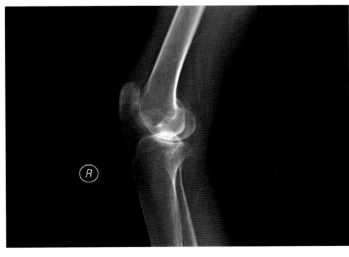

图Ⅱ-17-2　右膝关节X线侧位片

征象描述： 双膝关节骨质疏松，关节变形，关节间隙变窄，关节面毛糙。

4 › 初级分析

X 线片示双膝关节骨质疏松改变，关节间隙略变窄，边缘硬化，周围软组织稍肿胀，右侧为甚；双手、双足多关节对称性受累（见视频），关节面边缘受侵蚀，间隙变窄，骨质疏松明显；腕关节部分区域骨性融合，部分关节呈半脱位状态。结合年龄，病史，考虑为类风湿性关节炎。

5 › 程晓光教授点评

青年女性，多关节病变，以双腕关节受累明显，双手多发小关节面边缘受侵蚀，间隙变窄，明显骨质疏松，符合类风湿性关节炎。

最终诊断

类风湿性关节炎。

病例 18

1 › 病 史

女，42 岁，多发关节肿痛 10 年，加重 7 年。

2 › 体格检查

多关节压痛、活动受限。

3 › 影像检查

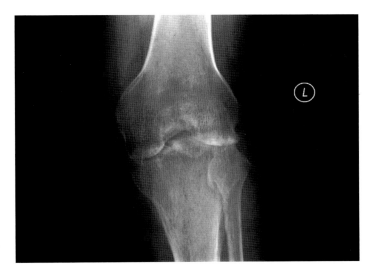

图Ⅱ-18-1 左膝关节 X 线正位片

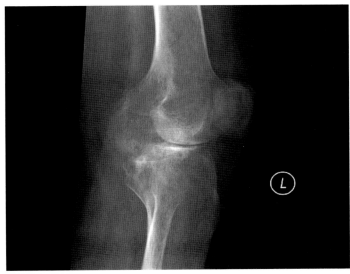

图Ⅱ-18-2 左膝关节 X 线侧位片

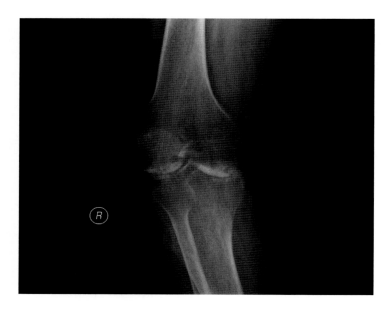

图Ⅱ-18-3　右膝关节 X 线正位片

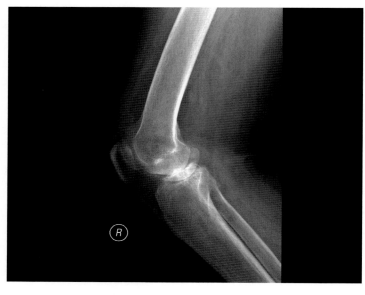

图Ⅱ-18-4　右膝关节 X 线正位片

征象描述：双膝关节骨质疏松，关节间隙变窄，关节面毛糙。

4 › 初级分析

　　右膝关节间隙明显变窄，关节面硬化，关节周围软组织肿胀。双手（见视频）多发、对称性关节边缘受侵蚀、硬化，间隙变窄，部分融合，骨质疏松明显。部分关节呈半脱位改变、畸形。影像表现典型，考虑类风湿性关节炎。

5 › 程晓光教授点评

　　双手、腕关节多发、对称性关节边缘受侵，关节间隙变窄、甚至融合，骨质疏松明显。部分关节呈半脱位状态、畸形改变，属典型的类风湿性关节炎影像表现。关节炎病变需要观察受累的是大关节还是小关节，注意其分布特点。类风湿性关节炎的特征性影像表现是多关节对称性受累、骨质疏松，后期关节面磨损，间隙变窄、融合，可有半脱位、畸形等改变，以小关节为主。

最终诊断

类风湿性关节炎。

病例 19

1 > 病 史

　　男，60岁，多关节交替性、反复发作性红、肿、热、痛，每次持续数天，可完全缓解。现双膝肿痛，下蹲困难。

2 > 体格检查

　　多关节肿胀、压痛，双膝关节活动受限。

3 > 影像检查

1）X线影像表现

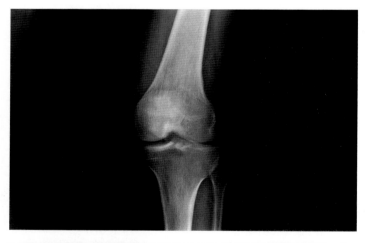

图Ⅱ-19-1　左膝关节X线正位片

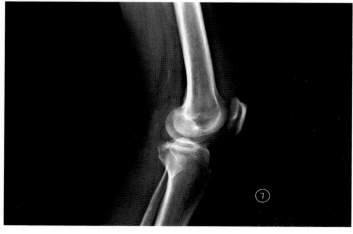

图Ⅱ-19-2　左膝关节X线侧位片

　　征象描述：关节周围软组织肿胀，骨质增生。

2）CT 影像表现

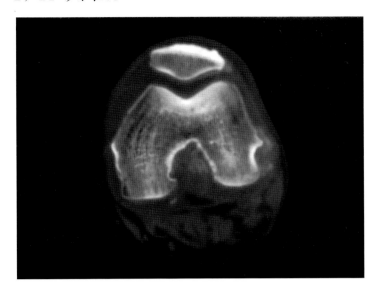

图Ⅱ-19-3　左膝关节 CT 平扫横断面骨窗

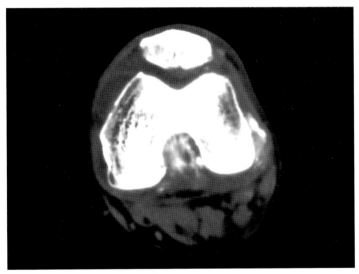

图Ⅱ-19-4　左膝关节 CT 平扫横断面软组织窗

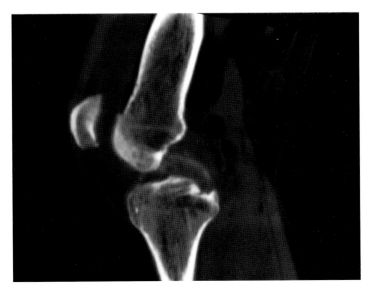

图Ⅱ-19-5　左膝关节 CT 平扫矢状面骨窗

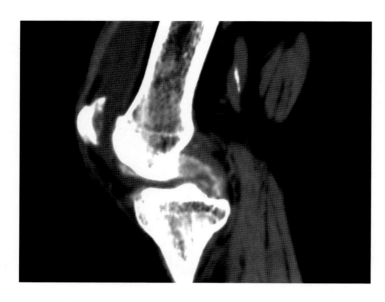

图Ⅱ-19-6　左膝关节CT平扫矢状面软组织窗

征象描述：左膝关节诸骨骨质增生，其内、旁诸韧带多发斑点状致密影，关节滑膜增生、关节积液。

4 › 初级分析

老年男性，X线片见膝关节无明显骨质破坏，关节周围软组织肿胀，骨质增生；CT见膝关节骨质可疑侵蚀性改变，关节周围软组织肿胀，内可见点片状钙化影，分布较广，关节腔内积液，倾向为炎性病变，结合病史，考虑为痛风性关节炎。鉴别诊断：色素沉着绒毛结节性滑膜炎，其内无钙化影；滑膜骨软骨瘤病，其钙化轮廓比较光滑。

5 › 程晓光教授点评

老年男性，X线侧位片示髌上囊积液，其余未见明显异常；CT片示髁间窝高密度影，主要沿韧带附着部位分布，考虑为痛风石形成，结合其临床反复发作的特点，诊断明确。鉴别诊断为假性痛风：表现为半月板、关节软骨内钙化，但此病在中国少见。

最终诊断

痛风性关节炎。

病例 20

1 › **病 史**

男，47 岁，门诊患者，无特殊病史。

2 › **影像检查**

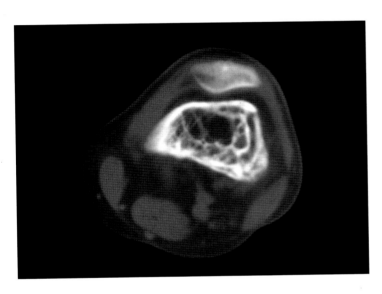

图 Ⅱ-20-1　左侧股骨下段 CT 平扫横断面骨窗

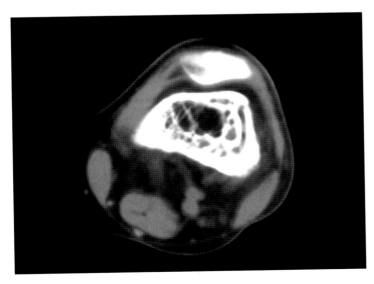

图 Ⅱ-20-2　左侧股骨下段 CT 平扫横断面软组织窗

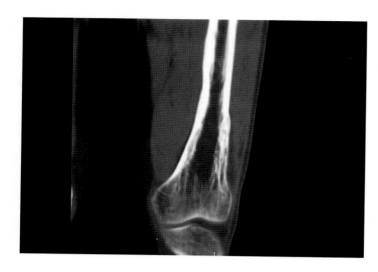

图Ⅱ-20-3　左侧股骨下段 CT 平扫冠状面骨窗

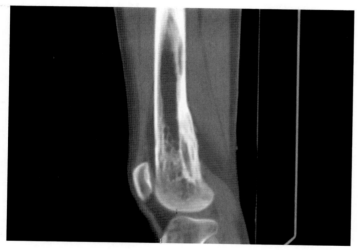

图Ⅱ-20-4　左侧股骨下段 CT 平扫矢状面骨窗

征象描述：左股骨中下段略膨胀，皮质骨增厚、骨小梁粗糙、杂乱。

③ ＞ 初级分析

患者为中年男性，CT 片见左侧股骨中下段略膨胀，骨髓腔密度减低，骨小梁粗大，骨皮质不均匀增厚，无骨膜反应，无软组织肿块，考虑为畸形性骨炎，鉴别诊断为纤维结构不良、甲状旁腺功能亢进所致骨改变。

④ ＞ 程晓光教授点评

患者为中年男性，CT 片示左侧股骨下段骨病变，粗大骨小梁间是正常的骨髓，骨皮质增厚，考虑为畸形性骨炎。青壮年发现单骨或多骨骨小梁粗大（可有疼痛），结合血清碱性磷酸酶升高可明确诊断。因其破骨细胞过于活跃，抑制破骨细胞的药物对其有较好疗效。与纤维结构不良的鉴别在于其髓腔内正常，无纤维病灶存在。

最终诊断

畸形性骨炎。

病例 21

1 › 病 史

男，7 岁，2 年前发现左下肢较健侧略长，无跛行。

2 › 体格检查

患侧下肢较健侧长出约 2cm，余无异常。

3 › 影像检查

1）X 线影像表现

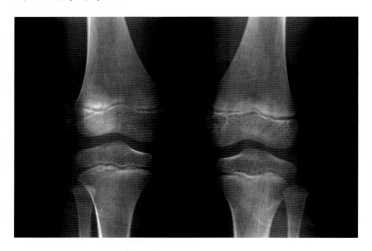

图Ⅱ-21-1 左膝关节 X 线正位片

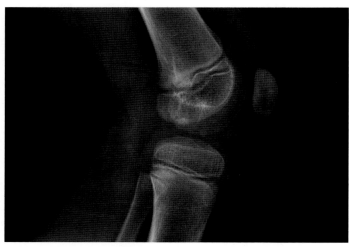

图Ⅱ-21-2 左膝关节 X 线侧位片

征象描述：左股骨远端内侧骨骺溶骨性破坏，边缘硬化，中央见片状略高密度影。

2）CT 影像表现

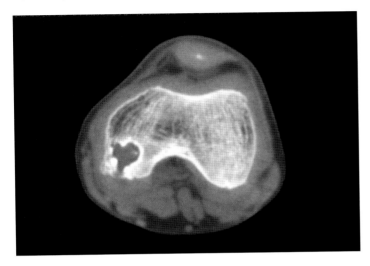

图 Ⅱ-21-3　左膝关节 CT 平扫横断面骨窗

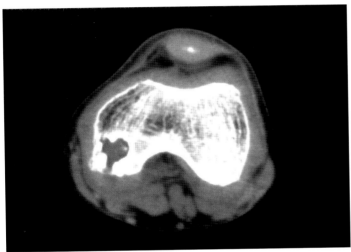

图 Ⅱ-21-4　左膝关节 CT 平扫横断面软组织窗

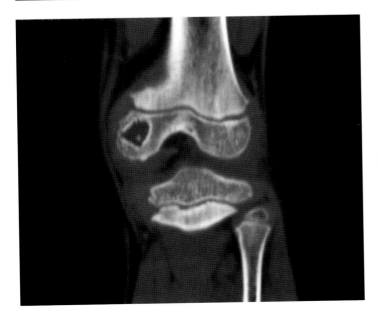

图 Ⅱ-21-5　左膝关节 CT 平扫冠状面骨窗

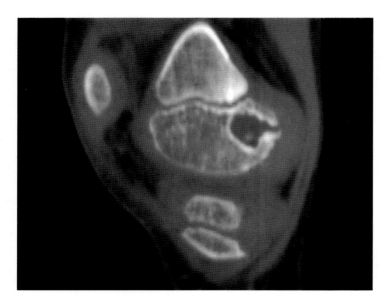

图 Ⅱ-21-6　左膝关节 CT 平扫矢状面骨窗

征象描述：骨骺内破坏灶，边界清楚，破坏灶内片状稍高密度影。

3）MRI 影像表现

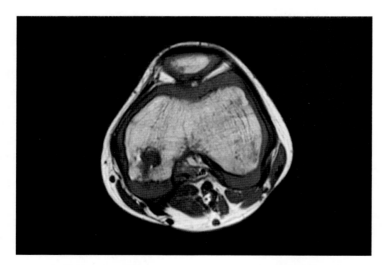

图 Ⅱ-21-7　左膝关节 MRI 横断面 T_1WI

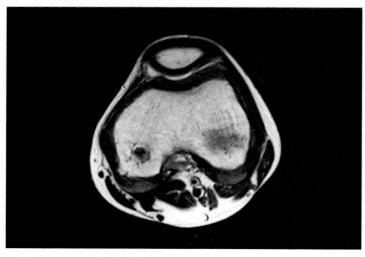

图 Ⅱ-21-8　左膝关节 MRI 横断面 T_2WI

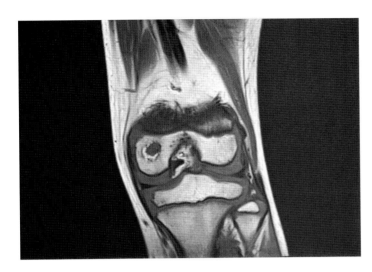

图 II-21-9 左膝关节 MRI 冠状面 T₁WI

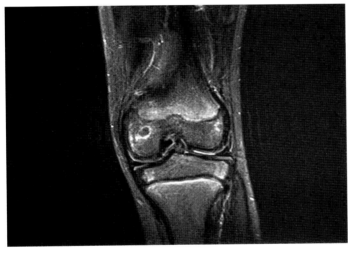

图 II-21-10 左膝关节 MRI 冠状面脂肪抑制 T₂WI

征象描述：病灶呈类圆形，直径约 0.9cm，病灶后部形态欠规整，内部呈 T₁ 等、T₂ 低信号，于 T₂ 压脂序列可见其边缘呈环形高信号影，周围未见明显水肿。

4 › 初级分析

患者为儿童，X 线片见左侧股骨远端骨骺内类圆形骨质破坏灶，有硬化边；CT 见病灶边缘硬化明显，其内可见点状高密度影，难以区分是死骨还是软骨钙化，病灶向后突破骨皮质，关节周围炎性反应不明显，优先考虑结核、软骨母细胞瘤；MRI：病灶内似不含软骨成分，可见脂肪成分，周围骨髓水肿不明显，向后突破发展，首先考虑结核。

5 › 程晓光教授点评

X 线片示左侧股骨骨骺骨质破坏，边界清楚、边缘硬化，可考虑软骨母细胞瘤；CT 片示病灶突破骨皮质向后生长，类似窦道，不是软骨母细胞瘤的典型征象，但周围软组织炎性反应不明显，不同于典型结核的影像表现，病灶强化不明显；MRI 示病灶边缘存在脂肪信号，周围略水肿。综合考虑为结核。

最终诊断

结核。

病 例 22

1 › 病 史

男，21岁，7个月前左膝扭伤，关节肿痛，休息后疼痛消失但肿胀未消。

2 › 体格检查

左小腿近端外侧肿胀，质硬、压痛。

3 › 影像检查

1）X线影像表现

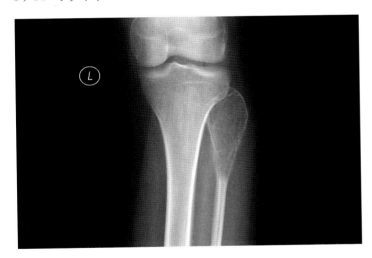

图Ⅱ-22-1　左腓骨近端X线正位片

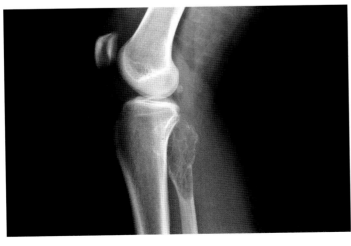

图Ⅱ-22-2　左腓骨近端X线侧位片

征象描述：左侧腓骨近端膨胀性骨质破坏，未见明显骨膜反应。

2）CT 影像表现

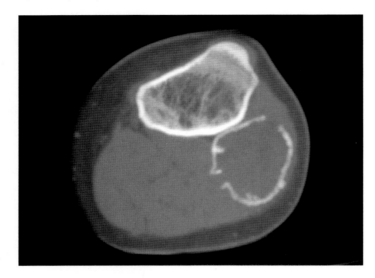

图Ⅱ-22-3　左腓骨近端 CT 平扫横断面骨窗

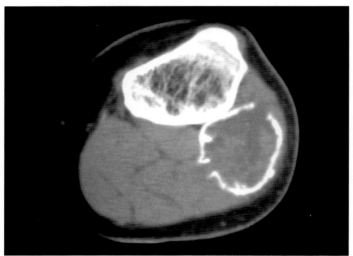

图Ⅱ-22-4　左腓骨近端 CT 平扫横断面软组织窗

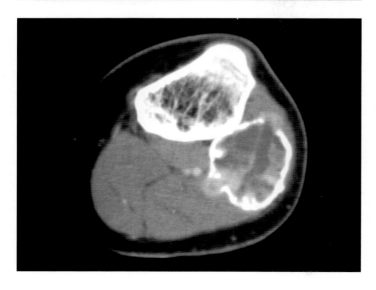

图Ⅱ-22-5　左腓骨近端 CT 增强后横断面软组织窗

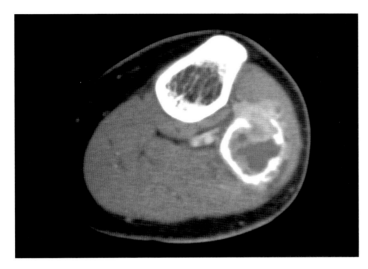

图Ⅱ-22-6　左腓骨近端 CT 增强后横断面软组织窗

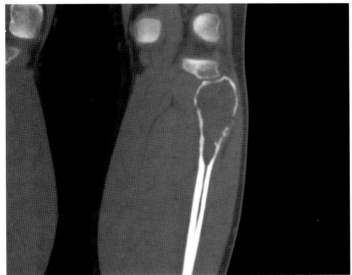

图Ⅱ-22-7　左腓骨近端 CT 平扫冠状面骨窗

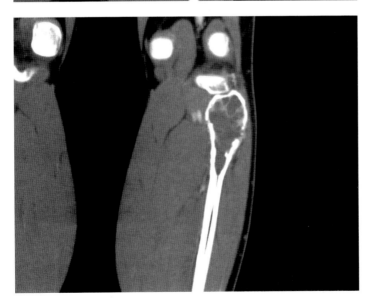

图Ⅱ-22-8　左腓骨近端 CT 增强后冠状面软组织窗

征象描述：破坏灶膨胀性发展较明显，局部皮质中断，内部为囊实性，实性部分强化明显。

3）MRI 影像表现

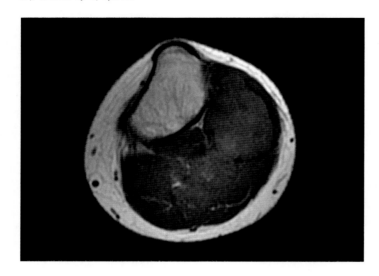

图Ⅱ-22-9　左腓骨近端 MRI 横断面 T_1WI

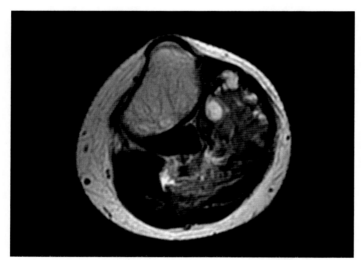

图Ⅱ-22-10　左腓骨近端 MRI 横断面 T_2WI

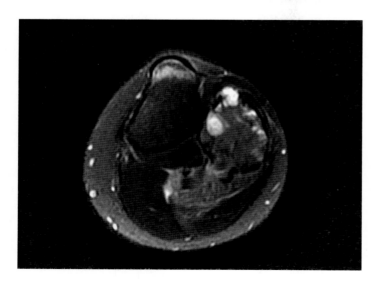

图Ⅱ-22-11　左腓骨近端 MRI 横断面脂肪抑制 T_2WI

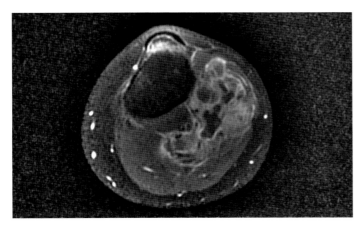

图Ⅱ-22-12　左腓骨近端 MRI 增强后横断面脂肪抑制 T_1WI

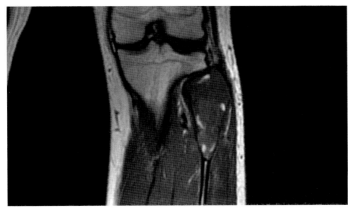

图Ⅱ-22-13　左腓骨近端 MRI 冠状面 T_1WI

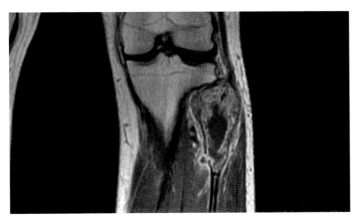

图Ⅱ-22-14　左腓骨近端 MRI 增强后冠状面 T_1WI

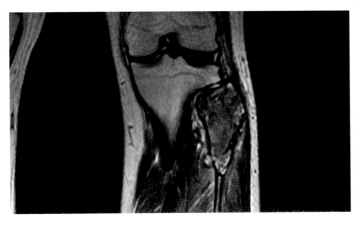

图Ⅱ-22-15　左腓骨近端 MRI 冠状面 T_2WI

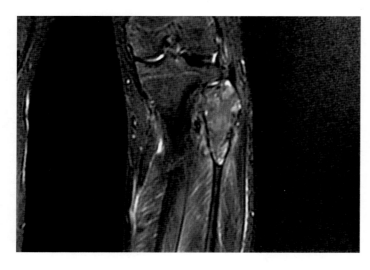

图Ⅱ-22-16 左腓骨近端MRI冠状面脂肪抑制T₂WI

征象描述：病灶于T_1WI、T_2WI信号较混杂，以低信号为主，增强后，边缘强化为主。

4 › 初级分析

患者为青年男性，X线片见左侧腓骨近端膨胀性溶骨破坏，骨皮质中断，骨膜反应不明显，软组织肿胀不明显；CT：明确病灶为溶骨性骨质破坏，骨皮质中断，密度欠均匀，呈囊实性改变，实性部分突破骨皮质向外生长，增强后，实性部分强化明显，考虑为侵袭性骨巨细胞瘤；MRI见T_1WI序列可见小片状高信号，说明存在出血，T_2WI低信号，强化不均匀，仍考虑为侵袭性骨巨细胞瘤。

5 › 程晓光教授点评

患者为青年男性，X线片示左侧腓骨近端膨胀性溶骨破坏，存在病理性骨折，骨膜反应不明显；CT片示病灶内部密度不均匀，但内部无钙化，局部皮质被突破，实性区域明显强化；MRI示病灶主体于T_1WI、T_2WI序列呈低信号，强化不均匀。考虑为骨巨细胞瘤。

最终诊断

骨巨细胞瘤。

病例 23

1 › **病　史**

女，50 岁，门诊患者，膝关节疼痛。

2 › **影像检查**

1）X 线影像表现

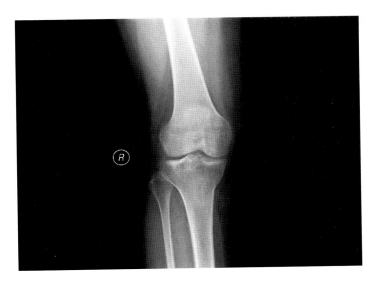

图Ⅱ-23-1　右膝关节 X 线正位片

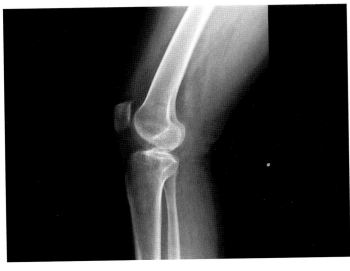

图Ⅱ-23-2　右膝关节 X 线侧位片

征象描述： 胫骨平台、股骨远端低密度灶，可见硬化边。

2）CT 影像表现

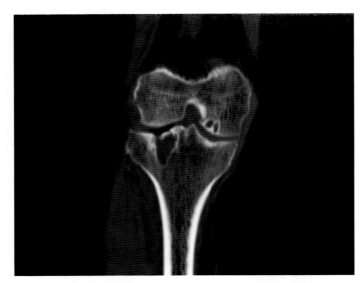

图Ⅱ-23-3　右膝关节 CT 平扫冠状面骨窗

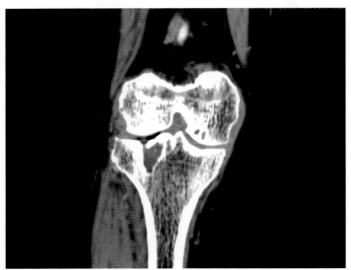

图Ⅱ-23-4　右膝关节 CT 增强后冠状面软组织窗

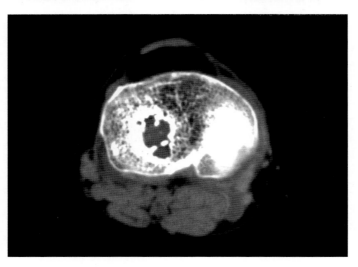

图Ⅱ-23-5　右膝关节 CT 平扫横断面软组织窗

征象描述：右胫骨近端及股骨内髁囊性破坏，与关节相通。

3 **› 初级分析**

老年女性，X 线片：膝关节明显骨性关节炎改变，胫骨平台骨质破坏区，股骨远端亦见低密度区，伴有明显硬化边；CT：胫骨骨质破坏区与关节相通，内可见点状高密度影。均考虑为邻关节囊肿。

4 **› 程晓光教授点评**

老年女性，X 线片示膝关节骨性关节炎，胫骨平台囊性灶、边缘硬化，股骨内髁小灶性类似改变；CT 片示病灶边界清楚，与关节相通。二者均考虑为关节面下囊变，邻关节囊肿是关节囊变中一种。不需与良性肿瘤相鉴别，其一：该病变紧邻关节面下；其二：肿瘤性病变一般会向外发展，张力较大，而此例胫骨平台有所塌陷，说明病灶张力较低。

最终诊断

邻关节囊肿（临床诊断）。

病例 24

1 › 病 史

女，56岁，门诊患者，左膝疼痛。

2 › 影像检查

1）X线影像表现

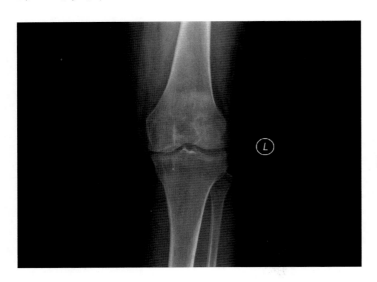

图Ⅱ-24-1 左膝关节X线正位片

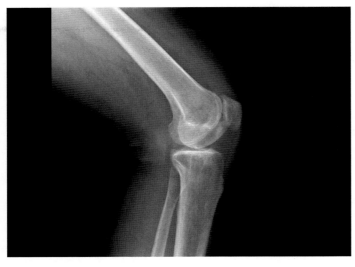

图Ⅱ-24-2 左膝关节X线侧位片

征象描述： 胫骨平台不规则形低密度区，硬化边明显。

2）CT 影像表现

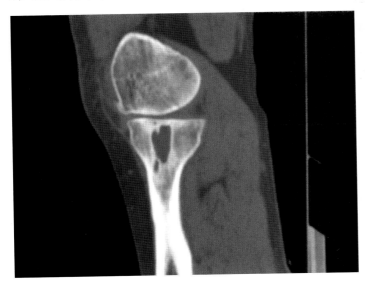

图Ⅱ-24-3　左膝关节 CT 平扫矢状面骨窗

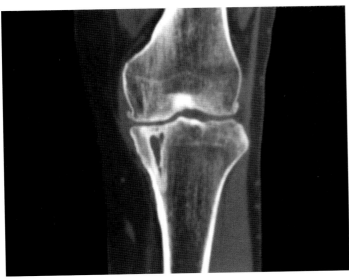

图Ⅱ-24-4　左膝关节 CT 平扫冠状面骨窗

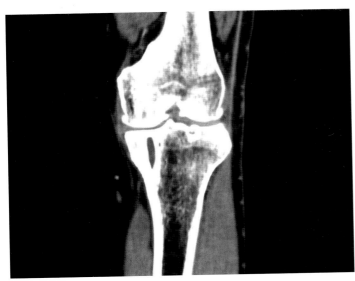

图Ⅱ-24-5　左膝关节 CT 平扫冠状面软组织窗

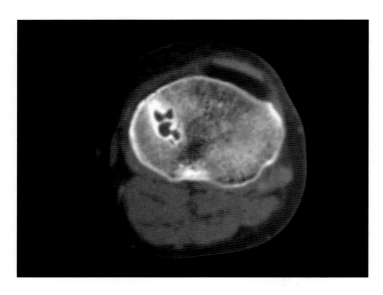

图Ⅱ-24-6　左膝关节 CT 平扫横断面骨窗

征象描述：同 X 线表现，征象显示更明确，病灶与关节相通。

③ › 初级分析

　　老年女性，X 线片见胫骨平台骨质破坏灶，股骨远端亦可见低密度灶，伴有明显的硬化边；CT 见显示病灶更清晰，可见囊性灶与关节相通。考虑为邻关节囊肿。

④ › 程晓光教授点评

　　老年女性，膝关节骨性关节炎背景，X 线片示胫骨内侧平台关节面下囊性灶，边缘硬化；CT 片显示边缘硬化更明确，属关节面下囊变，原因较多，邻关节囊肿是关节囊变中一种，有专家认为邻关节囊肿是骨质的黏液样改变，未必与关节相通。

最终诊断

　　邻关节囊肿（临床诊断）。

病例 25

1 › 病 史

男，75 岁，发现左大腿后侧包块 6 个月，包块逐渐增大。

2 › 体格检查

大腿后侧可触及肿块、无压痛，关节活动正常。

3 › 影像检查

1）X 线影像表现

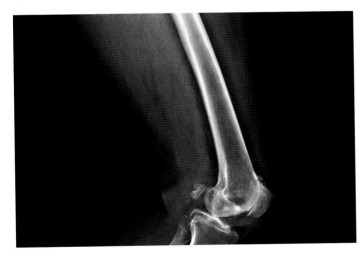

图Ⅱ-25-1　左股骨中段 X 线侧位片

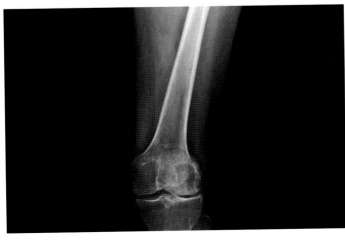

图Ⅱ-25-2　左股骨中段 X 线正位片

征象描述： 左大腿中段水平内后方软组织肿胀。

2）CT 影像表现

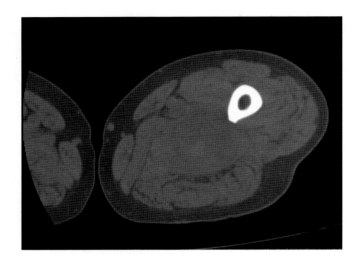

图Ⅱ-25-3　左股骨中段 CT 平扫横断面骨窗

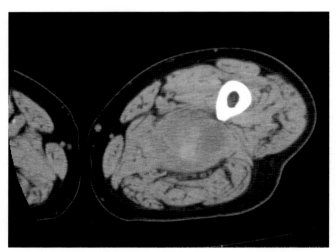

图Ⅱ-25-4　左股骨中段 CT 平扫横断面软组织窗

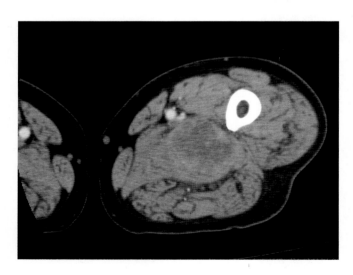

图Ⅱ-25-5　左股骨中段 CT 增强后横断面软组织窗

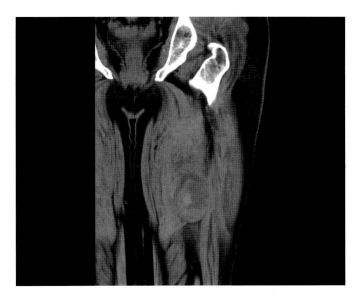

图Ⅱ-25-6　左股骨中段CT平扫冠状面软组织窗

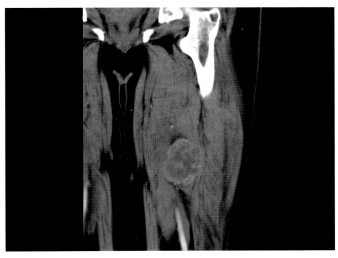

图Ⅱ-25-7　左股骨中段CT增强后冠状面软组织窗

征象描述： 左大腿中段水平内后方占位，内可见小淡片高密度，边界欠清晰，增强后，边缘强化为主，股骨干未受侵。

4 › 初级分析

X线片见左大腿中段软组织肿块，边界欠清晰，邻近骨干未见明显骨质破坏或骨膜反应；CT片见肿块内点片状高密度影，出血？增强扫描示肿块边缘及中心不均匀强化，局部强化明显，内可见分隔及液化坏死，邻近骨干见明显骨质破坏。难鉴定病灶良恶性，倾向为恶性病变。

5 › 程晓光教授点评

老年男性，X线片示左大腿中段软组织肿块，密度稍高，边界较清晰，左膝退变；CT平扫示肿块内部密度不均匀偏低，边缘模糊，可见片状高密度影，考虑为出血，周围脂肪间隙尚可见，增强后见病灶局部明显强化，出血灶不强化。对于软组织肿块的影像分析，首先需要定位，肿块越深则为恶性的可能性越高，若肿块靠近血管神经束则可考虑为神经源性肿瘤；其次需要分析内部密度，观察是否存在钙化、脂肪等。对于本例，结合患者年龄，考虑为恶性肿瘤，脂肪肉瘤最常见，恶性纤维组织细胞瘤亦有可能。另该病灶形态椭圆，周围尚存脂肪间隙，处于血管神经束区域，因此神经源性肿瘤亦不能除外，核磁片若能观察到增粗的神经与肿物相连，更能提示此诊断。

最终诊断

骨外黏液样软骨肉瘤，因 S-100 灶阳性，应与低级别恶性外周神经鞘瘤相鉴别。

索　引